やってはいけない
ウォーキング

【大活字版】

青柳幸利

はじめに

ウォーキングは健康にいい。

やればやるほどダイエット効果もある。


ウォーキングの世界には、そんな間違った常識が根付いています。

誰でも手軽に始められるだけに、誤解したまま続けて、体を壊すことまであります。

あなたはこんな疑問をもったことはありませんか？


「いくら歩数を増やしても、体が変わった気がしない」

「腕を振る歩き方は、本当に正しいのだろうか」

「普段から健康のために歩いているのに、なぜ病気になったのだろう」

ウォーキングの効果について悩みや不満を抱えている人は少なくありません。そんな人に、今すぐお伝えしたいことがあります。

まず「1日1万歩」を目指す、という考えをやめてください。

歩数は一つの目安にはなりますが、歩数「だけ」を信じて、一喜一憂していては、健康長寿という点では、間違った運動になってしまうからです。

あなたも経験がありませんか？

一生懸命、1万歩以上も歩いた日があったかと思えば、「昨日歩いたからいいや」と次の日休んでしまう。この無理やばらつきこそが、体を痛め、寝たきりを招いてしまうのです。同じ理由で、ジムやマラソンも危険です。


私がお伝えする「ウォーキング」はこれまでの常識からすれば、「非常識」な教えかもしれません。

では、なぜ私はここまで確信をもって「非常識」な教えをお伝えできるのか。

それは、私が15年にわたって、65歳以上の5000人を対象に1日24時間365日の生活行動を追跡調査したからです。研究の中では、「運動をして、かえって病気になった人」を大勢見てきました。

仕事で毎日1万歩歩いているのに「骨粗しょう症」になる。トライアスロンが趣味の鉄人が「動脈硬化」になる。犬の散歩が日課の人が「うつ病」になる……。「健康によいウォーキング」と「悪いウォーキング」、その違いはどこにあるのか。その答えを、15年という前例のない追跡調査で、導き出したのです。

研究成果は、NHKの番組で話題を呼び、今では私の推奨する「運動」が、全国の自治体や大手企業の指針になるなど、大きな反響を呼んでいます。

歩き方の正しい知識さえ身につければ、健康維持はとても簡単です。「元々、体が弱いんです」という人でも大丈夫。運動能力に関係なく健康になれる方法を紹介します。

本書はこれまでの間違った常識を改めつつ、病気を遠ざける歩き方の「黄金律」について書きました。自分の足で健康長寿をかなえられるように、ぜひ「やってはいけない」ウォーキングを知ってください。今、続けている人にも、これから始める人にも、本書が「生涯健康」の一歩になればそれにまさる喜びはありません。

医学博士　青柳幸利

やってはいけないウォーキング【目次】

第1章 その「ウォーキング」では病気になる！

第2章 たったこれだけ！「歩き方」を変えれば人生が変わる

第3章
健康寿命がグンと延びる！「中強度」ウォーキングとは何か？

第4章
簡単でかならず効果が出る！「これ」が正しい歩き方

第5章 病気が治る！ 症状別の「歩き方」

第6章 ズボラでも続く！ 生活にとりこむ「ウォーキング」

第1章

その「ウォーキング」では病気になる!

運動するほど病気になる

「毎日1万歩は歩いているから大丈夫です」
「毎朝、犬の散歩を日課にしています」
「歩くだけじゃ物足りなくて、ランニングも始めました」

人それぞれに違いはありますが、何らかの形で「ウォーキング」を生活に取り入れている人はとても多いようです。あなたも、「ウォーキング」という言葉に何らかの関心があり、この本を手に取ってくださったのだと思います。

では、人は、いったい何のために歩いたり、運動したりしているのでしょうか？
すべての方に共通している目的が、1つあります。
それは**「健康」のため**です。

しかし、これまで健康によいと信じてきた歩き方が、実は「健康を害するもの」であったとしたら、あなたはどう思いますか……？

この本を通じて私がみなさんにお伝えしたいのは、**「誤った認識で行っている『ウォーキング』は健康の効果がないどころか、逆に不健康になってしまう」**ということなのです。

私は長年、生涯を通しての健康づくりの研究に携わってきました。

群馬県中之条町に住む65歳以上の全住民5000人にモニターとなっていただき、1日24時間365日の生活行動データを15年にわたって収集・分析し、身体活動と病気予防の関係について調査してきました。その結果、**「誰もが健康であり続けられる歩き方」が存在する**ことがわかったのです。

けれども、「歩き方」は、残念ながらまだまだ広くは知られていません。

そのため、「健康のためにちゃんと歩いているよ」と自負している人が健康を害してしまっているケースが、数多く見られるのです。

「毎日1万歩」で骨粗しょう症に

「歩く」という行為に対する誤った認識――。

代表的なものが、**「毎日1万歩を歩けば健康になる」**というものです。

これは、かつて健康スローガンとして掲げられた「1日1万歩以上歩こう」が、世の中に広まったからのようです。

しかし、毎日1万歩以上歩いていれば誰もが健康かといえば、決してそんなことはありません。逆に「1日1万歩」歩くことで、健康を害してしまうこともあるのです。

私が研究でお会いした老舗旅館の女将さん（当時77歳）は、毎日1万歩以上歩く生活を続けていたにもかかわらず、骨粗しょう症になってしまいました。

接客、部屋の掃除、配膳、そしてスタッフの教育など、老舗旅館の女将さんの仕事は山ほどあります。女将さんは、朝5時に起きて、夜の9時まで館内を歩き回る毎日を送っていました。

1日の歩数は、平均1万歩以上。同年代の平均である4000〜5000歩を、大きく上回る数字です。

にもかかわらず、女将さんは骨粗しょう症を患ってしまったのです。

骨粗しょう症とは、骨形成速度よりも骨吸収速度が高いことにより、骨に小さな穴が多発する症状のことです。毎日よく歩く人は骨粗しょう症になりにくいといわれています。女将さんも骨が弱っているという自覚はまったくありませんでした。

ところが、ある日、転んだ拍子に脚を骨折してしまったのです。

いったいなぜ、女将さんは骨粗しょう症になってしまったのでしょうか？

原因の1つに、着物を着た旅館の女将さん特有の歩き方が考えられます。

歩数が1日1万歩を超えてはいたものの、足を上げず、音を立てず、小股で静かに歩く毎日。運動による適度な刺激で、骨密度は保たれます。女将さんの歩き方は運動の刺激が弱かった、つまり**歩き方の「強さ」の観点が抜け落ちていた**わけです。

もう1つの原因は、館内で過ごす時間が多かったことです。

骨というのは、紫外線を適度に浴びることにより丈夫になります。一日中、太陽を浴びずに毎日を過ごしていたため、**骨が弱くなってしまった**のです。

では、どうすればよかったのでしょうか？

その答えとなる「正しい歩き方」については、のちほどくわしく解説していきますが、ここではまず**「毎日1万歩以上歩いてさえいれば健康を維持できる」という誤った認識を、一度捨て去ってほしい**のです。

「歩くほど」免疫力は低下する

「毎日1万歩以上歩いてさえいればOK」という誤った認識をさらに推し進めたものが、「歩けば歩くほど健康になる」という考えです。

この言葉を信じ、毎日万歩計をつけて、1万歩よりも2万歩、2万歩よりも3万歩……と一歩でも歩数を伸ばそうと頑張っている人もいるのではないでしょうか？

けれども、**「歩けば歩くほど健康になる」という認識もまた、大きな間違い**です。実は運動のしすぎは、健康効果がないどころか、健康を害することになります。なぜなら、**免疫力が低下する**からです。

免疫については世界各国で研究が進められ、1980年代後半あたりからさまざまなことが明らかになりました。

その1つが**「スポーツをする体力と病気を予防する体力は別物」**ということです。

かつて免疫研究の第一人者であるオーストラリアの研究家が、自国の競泳オリンピック選手を対象に調査を行ったことがありました。彼らの筋力、持久力、心肺機能、ヘモグロビンの数などは非常に素晴らしい結果なのに、一方で風邪などの病気にかかりやすい体でもあったのです。理由は、免疫力の低下。

世界レベルのアスリートたちは、日々、ハードなトレーニングをしています。

その結果、免疫力が下がってしまい、ウイルスや細菌などの抗原を撃退できず、病気になりやすかったのです。

これは、トップアスリートに限った話ではありません。

みなさんの「ウォーキング」でもまったく同じことがいえます。「正しい歩き方」を知らずにいくら歩いても、あなたの免疫力は下がるだけなのです。

トライアスロンの鉄人が動脈硬化

人は、健康を保つために運動を始めます。

しかし、大会に出場し、記録が伸びていくほど、運動をする楽しさに目覚め、運動のレベルをどんどん上げていきがちです。

私の知人である、経営者の男性もそうでした。

彼は、得意先との会食が多く、忙しい毎日を送っていたところ、1年間で10キロも太ってしまいました。

そこで、メタボ対策として40歳の時にウォーキングを始め、やがてランニングへ移り、ついには経営者仲間に誘われてトライアスロンに挑戦するようになりました。トライアスロンの練習を始めてから1年半後、大会に出場すると、見事に完走。メタボの頃とはまったく違った、引き締まった体型になり、どこから見ても健康そうになりました。

ところが、40代半ば、9度目の完走を目指して大会出場を目前にしていた頃、体に異変が生じました。

手足がしびれ、太ももの裏側やふくらはぎに痛みが出るようになったのです。

診断の結果は、動脈硬化。

経営者の男性にとって、**トライアスロンは激しすぎる運動**だったのです。

動脈硬化は、血管が詰まる病気です。血管というのは、もともとはきれいなパイプ状の形をしているのですが、血流中のいろいろな物質が悪さをして、血管内を傷つけるのです。若い頃は、血管内の傷をキレイに修復する力があるのですが、歳を重ねると、傷の修復が間に合わなくなります。その結果、血管内が細くなったり、でこぼこした状態になったりしてしまいます。

激しい運動をしている時、人は心臓からものすごい量の血液を送り出しています。大量の血が、流れにくくなった血管を通ろうとすればするほど、血管は詰まっていきます。

つまり、**「激しい運動ができるほど、健康度も上がっている」という認識も、間違っている**わけです。

ランナーに貧血が多い理由

「トライアスロンのようなハードな運動は体によくないのはわかりました。でも、ランニングは有酸素運動だから、特に問題ないのではないでしょうか？」

そう思う人もいることでしょう。

最近はマラソンブームもあって、ランニングをしている人も多いようですが、ランニングもやりすぎてしまえば病気の原因になります。**貧血になる可能性が高い**からです。

有酸素運動をすると、体内のヘモグロビンの数は増え、「酸素運搬能力」は高まります。しかし一方で、1日に何万歩も、力強い足踏みを繰り返すことで、足の裏の血管内を通るヘモグロビンを踏みつぶしてしまうのです。マラソンのトップランナーに貧血で悩む人が多いのは、このためです。

市民ランナーの中にも、50代を超えても、月間で数百キロは走る人がいるようです。しかし、**「ランニングは有酸素運動だから、いくら走っても大丈夫」という認識も、疑ってみる必要があるでしょう。**

筋トレをやってはいけない

中高年の「筋トレ」に関しても、さまざまなことがいわれています。

歳を重ねてくると「昔のように重いものがもてなくなった」「腕が上がらなくなった」など、若い頃には普通にできたことができなくなり、衰えを実感しがちです。「筋肉を維持するための筋トレは、当然必要」との話を聞くことも多いのではないでしょうか。

しかし、**「歳を重ねると筋肉が落ちていくのだから、中高年は筋トレをすべきだ」という考えは誤り**だと私は思っています。なぜなら、歳を重ねても筋トレが必要な人ばかりではないからです。

では、筋トレが必要かどうかは、何を基準に判断すればよいのでしょうか？

それは、その人の「**歩く速さ**」です。

左の表を見てください。長年の研究をもとに私が作成した「年代別の歩く速さと健康状態の関係」を表したものです。

たとえば、65〜69歳男性の場合、5メートルを歩くのに、ふだん歩く速さで5秒以上、できるだけ速く歩いて3・1秒以上かかるなら、筋トレが必要です。

図1

歩行テストにおける年齢別、性別の標準値

年齢	ふだんの速さで歩いたとき（秒）		できるだけ速く歩いたとき（秒）	
	男性	女性	男性	女性
65〜69歳	3.2－5.0	3.5－5.5	1.5－3.1	1.8－3.7
70〜74歳	3.5－5.6	4.0－6.8	1.8－3.6	2.2－4.4
75〜79歳	3.8－6.2	4.5－8.1	2.1－4.1	2.6－5.1
80〜84歳	4.1－6.8	5.0－9.4	2.4－4.6	3.0－5.8
85〜89歳	4.4－7.4	5.5－10.7	2.7－5.1	3.4－6.5

↓

5m歩いたときの速度で、
筋トレが必要かどうかがわかる

逆にいえば、それよりも速く歩けるなら、特に筋トレは必要ないのです。

5メートルを測れるメジャーとストップウォッチがあれば、あなたが「筋トレ」の必要な体かどうかがわかります。

この機会にぜひ、ご家族や知り合いの方に協力してもらい、ご自身の歩く速さを測ってみてください。

計測は、表にしたがって、2種類行うとよいでしょう。

まずは、①「ふだんの速さ」で歩行タイムを計ります。

次に②「できるだけ速く歩いたとき」のタイムを計ります。

①、②とも、表の数値を上回っていれば、「筋トレの必要なし」と判断してよいと思います。

では、いったいなぜ「歩く速度」で、中高年の方々の筋トレの必要性を判断できるのでしょうか？

それは、歳をとればとるほど、**「歩行能力」が、体力水準や健康状態を反映する**ようになるからです。

図2

5m歩行テスト

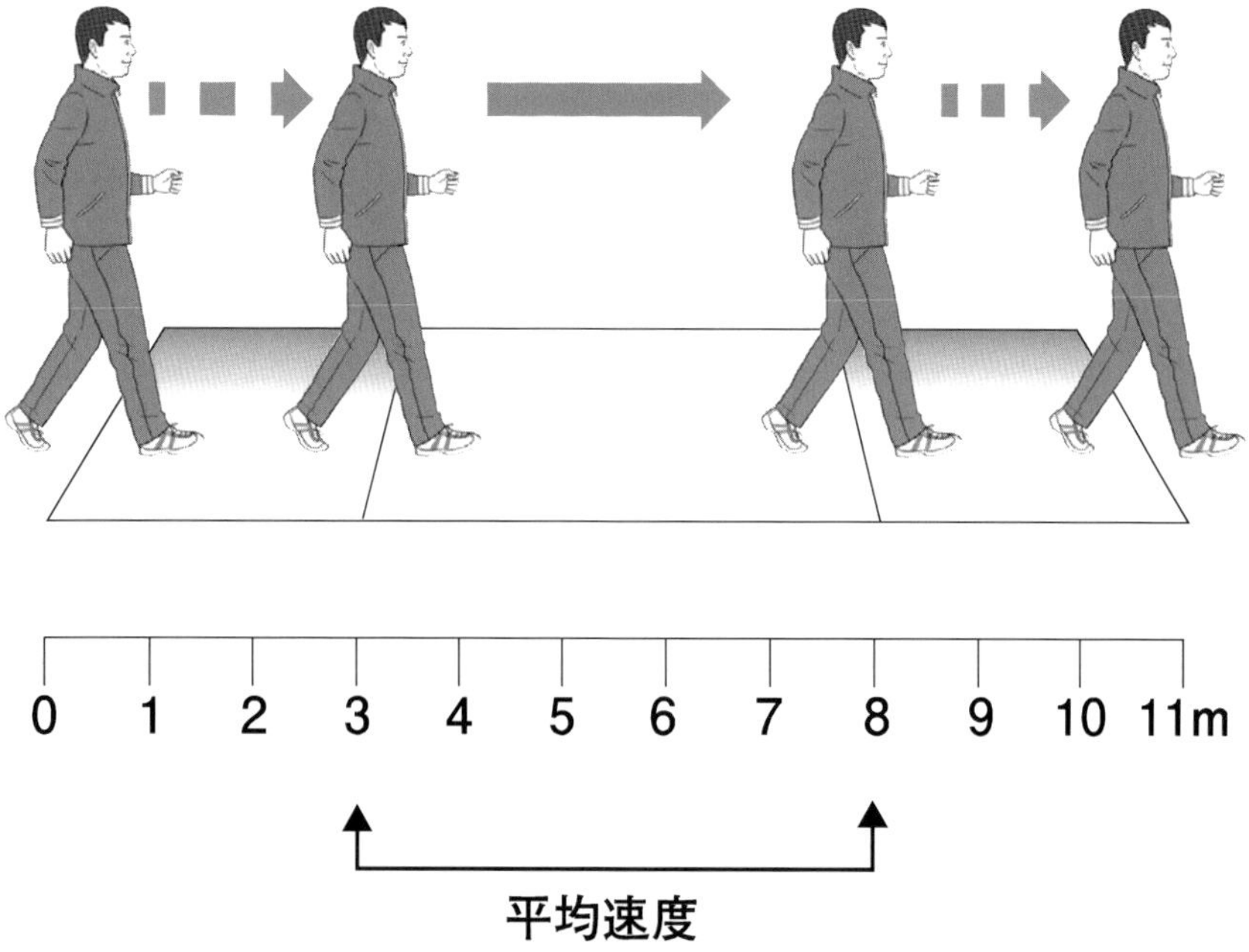

私たちは、ふだん「体力」という単語を何気なく使っていますが、実は「体力」というのは、「筋力」、「柔軟性」、「持久力（スタミナ）」、「平衡性（バランス）」、そして歩行機能に象徴される「全身協調性」という、主に5つの能力から成り立っています。若い頃は、5つの能力がバラバラに独立しているので、5つのうちのどれかが突出することも珍しくありません。

たとえば、筋力はすぐれているが持久力があまりない短距離選手、筋力はあまりないが持久力に秀でた長距離選手など、能力的にはアンバランスともいえる選手が活躍できるのは、「若いから」なのです。

ところが、歳をとってくると、5つの能力は関連性を強めていきます。「どれかが強く、どれかが弱い」ということがなくなり、「どれか1つが弱いということは、他の4つも弱い」という状態になってくる。つまり「歩く」という全身協調性が低下していたら、筋力も、柔軟性も、平衡性も、持久力も低下していると考えられるのです。

「歩く」ことは健康状態をシンプルに物語っています。

ですから、「ウォーキング」は、健康状態をチェックする上でも、とても重要な指標といえるのです。

犬の散歩で「うつ病」になる

健康によいと思われている生活習慣が、病気を引き起こす事例はまだあります。

「毎朝、犬の散歩を日課にしています」

そんな人も多いと思いますが、**健康によさそうなこの散歩も、少し間違うとあなたを不健康な生活へと導く可能性がある**のです。

私が研究でお会いした、当時70歳の男性は、毎日愛犬の散歩をしていたにもかかわらず、うつ病を患ってしまいました。

犬に引っ張られて歩くわけですから、大股で速足で歩いていたのでしょう。しかも外出するわけですから太陽も適度に浴びるはず。

旅館の女将さんと比較しても、健康的な生活のように感じます。うつ病の大きな原因の1つは「太陽を浴びない生活」にあるといわれていますから、本来うつ病になるとは考えにくいのです。

ところが、この男性は、うつ病になってしまいました。

なぜなのでしょうか。

原因は、**散歩以外の時間の過ごし方**にあります。

男性は、犬の散歩で疲れてしまい、それ以外の時間はソファの上で横になってダラダラと過ごす生活をしていました。

日々の運動が不十分だったために、男性はうつ病になってしまったのです。

1日に何万歩も歩く人や、マラソンやトライアスロンに挑戦している人は「やりすぎ」で健康を害しているのですが、こちらは**「足りなすぎ」で健康を害してしまった**のです。

この男性に限らず、「1日のどこかで集中的に運動したからOKでしょ」という考え方の人は、たくさんいます。

スポーツクラブで1時間汗を流して頑張ったものの、家に帰ってきたら疲れ果ててベッドに潜り込んでしまった……思い当たる人も多いのではないでしょうか。

そういった人たちは、「さあ、散歩するぞ!」「スポーツクラブで体を動かすぞ!」という時間だけを「運動」ととらえ、「消費カロリー」だけを健康指標にしている人が多いようです。

けれど、**「運動している時間だけで健康を考える」「運動時の消費カロリーで健康を考える」という認識は、病気を引き起こす元になります。**

なぜなら「運動」というものは、「自分が『運動している』と感じている時間」だけ切り取って考えるのではなく、1日24時間365日トータルで考えていくべきだからです。

「これからウォーキングをしよう」と外出する時だけ、万歩計をつける人を見かけますが、これもウォーキングの時間だけを「運動」ととらえているという誤った認識の表れです。

また、**消費カロリーを気にしながら運動する人がいますが、これもあまり意味がありません。**カロリーは、「個体差を無視した絶対値」だからです。同じ消費200キロカロリーでも、体重40キロの人と体重80キロの人では意味合いがまったく変わってきます。

「200キロカロリーの消費が、今の自分の体にどのような影響を及ぼすのか？」それが理解できないまま、「消費カロリー」だけを気にしても、残念ながらまったく意味がありません。カロリーは、みなさんの健康を考える指標としては、実用性に欠けるのです。

これまでの「歩数論」は捨てなさい

これまでの歩数論に偏ったウォーキングがあてにならないのは見てきたとおりです。では、いったい、どうすればよいのでしょう。

実は生涯の健康を維持するための、歩くときの「指標」があります。
その考えとやり方をこれから紹介しましょう。

多くの人が「ウォーキング」や「運動」をする目的——それは**「生涯の健康を保つため」**だということに、異論はないと思います。

平成24年の日本人の「平均寿命」は、男性が79・94歳、女性が86・41歳です。歳を重ねるほど、私たちは健康に対するさまざまな不安を抱えることになります。介護のこと、うつ病のこと、骨粗しょう症や骨折のこと、高血圧症のこと、糖尿病のこと、脂質異常症のこと、心筋梗塞などの心疾患のこと、脳卒中のこと、認知症のこと、ガンなど生活習慣病のこと……健康に対する不安を数え上げれば、キリがありません。

ところが、こういったすべての病気に対して「ある指標に基づいたウォーキング」が効果的であるということが、研究を通じてわかってきました。

ひとことでいえば、やりすぎでもなく、足りなすぎでもない**「ほどほどの運動」です。「ほどほどの運動」こそが、あなたの健康に対する「万能薬」**なのです。

だからこそやってはいけない「歩き方」をあらため、「ほどほどの運動」に対する正しい知識を深める必要があります。

「歩けば歩くほど健康になる」と思って歩きすぎれば、免疫力が低下し、病気になりやすくなります。ハードなトライアスロンも有酸素運動のマラソンも、やりすぎれば動脈硬化や貧血につながります。

「やりすぎは体に毒」なのです。

だからといって、「足りなすぎても体に毒」。

犬の散歩やスポーツクラブでの運動で疲れてしまい、それ以外の時間にぐったりしていては、健康を害してしまうのです。

では「ほどほど」の運動とはどんなものか。「ほどほど」といっても感覚値ではありません。しっかりとした指標があります。「歩数」でも、「消費カロリー」でもありません。では、いったいどんなものでしょうか？　それは……

1日24時間の歩数＝「8000歩」
中強度の運動を行う時間＝「20分」

の2つを組み合わせた数字です。

「8000歩／20分」

これが、私が研究をもとに導き出した健康長寿を実現する「黄金律」であり、あなたの健康を維持するための重要な数字なのです。

さぁ次から、正しいウォーキングの指標とともに、どうやって歩いたら健康であり続けられるのか、具体的にみていきましょう。

第2章

たったこれだけ！「歩き方」を変えれば人生が変わる

高血圧・がん・認知症・寝たきりを遠ざける歩き方があった

「24時間の歩数」と「中強度の運動を行う時間」の2つを組み合わせた、「8000歩／20分」。これが、「健康を維持するウォーキング」を示す指標であり、一生涯の健康を保つカギを握る数字である――。

これは、私が行った「中之条研究」を基に導いた結論でした。

中之条研究とは、世界各国から**「奇跡の研究」**と注目を集めた研究成果のことです。群馬県中之条町の住民5000人に協力いただき、15年間、24時間365日の身体活動を調査したのです。

世界中が注目する、健康維持のための運動の研究をこれから紹介していきたいと思います。

まずみなさんの中には、

「『強度』という聞き慣れない言葉が、何を意味しているの？」
「24時間365日の身体活動を調査するなんて可能なの？」

といった疑問をお持ちの方もいらっしゃると思います。

その疑問にはこれからお答えしていくとして、ここでまず知っていただきたいのは、「8000歩／20分」がもたらす衝撃の健康効果です。

まさに「万病予防」といえる素晴らしい研究結果が得られたのです。

41ページの図3は、「1日あたりの歩数と中強度の活動時間」と「病気」との関係を示したものです。

15年にわたる研究結果からわかった「運動と病気の関係」は次のことです。

①**「4000歩／5分」生活**　要支援・要介護（特に寝たきり）の人がほとんどおらず、また、うつ病の人もほとんど見られない。

②**「5000歩／7・5分」生活**　要支援・要介護、うつ病はほとんどいない。さらに、認知症、心疾患、脳卒中の発症率が、これより身体活動の低い人と比べて圧倒的に下がる。

③**「7000歩／15分」生活**　要支援・要介護、うつ病、認知症、心疾患、脳卒中の人がほとんどいない。さらに、がん、動脈硬化、骨粗しょう症の発症率が、これより身体活動の低い人と比べて圧倒的に下がる。

④**「8000歩／20分」生活**　要支援・要介護、うつ病、認知症、心疾患、脳卒中、がん、動脈硬化、骨粗しょう症の有病率が低い。そして、高血圧症、糖尿病の発症率が、これより身体活動の低い人と比べて圧倒的に下がる。

図3

1日あたりの歩数と中強度の活動時間　病気の関係

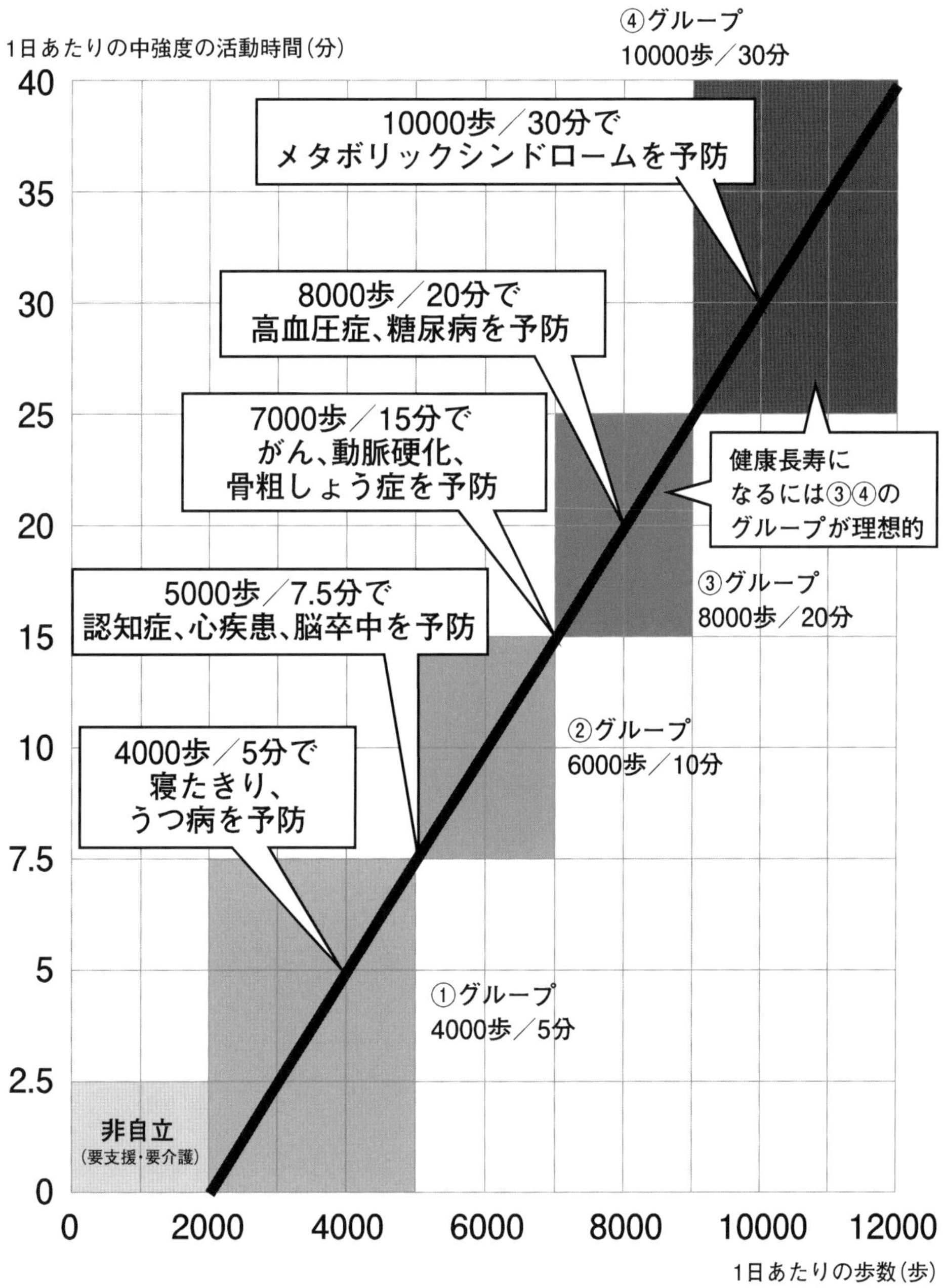

歩き方を少し変えるだけ

要介護生活、うつ病、認知症、脳卒中、心筋梗塞などの心疾患、がんなどの生活習慣病、動脈硬化、骨粗しょう症、高血圧症、糖尿病……。

歩き方を少し変えるだけで、日本人の死因の1位・2位を占める、がんと心筋梗塞から、生活習慣病の代表的な病気、糖尿病や高血圧症まで、万病を予防できるのです。

発症するたびに、病気に対処するよりも、たった1つの手段で事前に予防してしまう——そのほうが効率的で、健康的で、経済的ではないでしょうか。

「8000歩／20分」は、あなたがこれからの人生をさらに楽しむための、ウォーキングスタイルであり、生活習慣なのです。

たったこれだけでダイエット効果も！

「中之条研究」の成果をもう少し紹介させてください。

この研究でわかったことは、他にもあります。「歩きすぎは禁物」ということです。

「1万歩／30分」のグループを見てください。

1万歩歩く生活を続けることは、メタボリックシンドロームで悩んでいる人には有効であることがわかりました。

メタボリックシンドロームとは、内臓脂肪型肥満の状態のことです。

お酒の飲みすぎ、バランスの悪い乱れた食生活、運動不足などで、内臓に脂肪がたくさんついてしまいます。お腹がぽっこりしていて、ベルト周りがかなりきつい人は、「メタボ」の可能性があります。

メタボ解消という点においては、たしかに「1万歩／30分」の生活は必要です。

ただし、それ以外の人、メタボが解消された人は、「8000歩／20分」で十分なのです。なぜなら、「中之条研究」によって、「1万歩／30分」と「8000歩／20分」の効果は、メタボ解消以外、ほぼ変わらないことが明らかになったからです。

ちなみに、メタボに悩まされている人は、運動不足の生活を送っているケースが多いようです。そのような人が、いきなり「よし、明日から『1万歩／30分』を続けてメタボを解消するぞ」とスタートするのは、無茶ですので、絶対にやめてください。なぜなら、「ただ単に1万歩を歩けばいい」のではなく、速歩きなど「中強度の運動を30分取り入れる必要がある」からです。あまり運動をしていなかった人がいきなり目指す目標としては、かなり高い目標です。

第5章で触れますが、2000歩ずつ歩数を増やしていき、まずは「8000歩／20分」のウォーキングスタイルに慣れる必要があります。

1万歩以上は意味がない

では、1日1万2000歩以上の生活を続けている人は、どうなのでしょうか。

実は、肥満対策にはなっても、病気を防ぐという点では8000歩と効果が変わらないことが「中之条研究」で明らかになりました。

むしろ、1万4000歩、1万6000歩……と歩数を増やしていくと、第1章でも触れたように、免疫力が下がってしまい、病気にかかりやすくなるのです。

寝たきりゼロの「奇跡の研究」

では、「中之条研究」はなぜ、「奇跡の研究」と呼ばれ、世界中から注目されているのでしょうか。その中身について、お話ししましょう。「8000歩／20分」の数字のもつ意味が、あなたの中でより鮮明になっていくと思いますので、少しだけお付き合いください。

私は筑波大学を卒業後、医学研究者の道へ進みました。

そして、「運動と健康の関係」を研究テーマに選びました。人が生涯健康であり続けるためには、どのような運動をすればいいのか？――これを研究人生のメインテーマにしよう、と決めたのです。

研究を始めたのは、１９８０年代後半。20代半ばを迎えた頃です。当時、日本はバブルの全盛期。そんな華やかな時代の裏で、私は高齢者の健康づくりの研究に没頭していました。

当時としては、とても地味な研究でした。けれども私は、自分の研究が世の中の人たちの役に立つ日が必ず来ることを確信していました。人類史上例を見ない超高齢社会が、21世紀の日本に到来することがわかっていたからです。

そして研究を続けていたある日、大阪で国際学会があり、そこで老年学の権威、２０１４年にカナダ勲章を受章したシェパード博士と運命的な出会いをします。

私が発表していた老化予防の運動に関する論文にとても興味をもってくれて、論文を送ってほしいと声をかけてくれたのです。

この出会いにより、私はカナダへ留学。

シェパード博士のいるトロント大学大学院の医学系研究科で学び、医学博士を取得しました。「人が生涯健康であり続けるためには、どのような運動をすればいいのか？」というテーマについて、学びを深めていったのです。

遺伝子ではなく、生活習慣

その頃、世界では、運動が健康に与える影響について、いくつかのことがわかってきていました。

特に大きいのは、「スポーツをする体力と病気を予防する体力は別物」ということでした。けれども、その一方で、「人が病気になる一番の原因は何か？」という、我々がもっとも知りたいことはまだ解明されていませんでした。

「**人が病気になる原因を突き止めたい**」

私は強くそう思いました。

しかし、研究の軸をどこに定めればいいのだろうか？

考えに考えた結果、私が選んだ軸が**「生活習慣」**でした。

「えっ、いちばんの原因は遺伝子では？」と考える人も多いのではないでしょうか。

私には、遺伝子よりも生活習慣のほうが、大きな原因だと思えました。なぜなら、人間の遺伝子はほとんど同じだからです。にもかかわらず、健康で長生きする人がいれば、病気で短命に終わる人もいます。大きな差を生んでいるのは、毎日の過ごし方ではないか。そう思い至ったのです。

「健康で長生きをした人たちがどのように過ごしたのか？」

つまり「これこそが究極の生活習慣だ」というものが見つかり、多くの方々が実践すれば、どんな薬よりも効果が大きいのではないかと考えました。そうすれば、21世紀に、超高齢社会を迎えても、人生の最期まで元気に暮らす方々を飛躍的に増やすことができるのではないか。

そう考えたのです。

そこで私は、2000年から、現在も籍を置く「東京都健康長寿医療センター研究所」で、健康で長生きをした人たちの「究極の生活習慣」を見つけるべく、長期にわたる調査を開始しました。

それをまとめたのが「中之条研究」と呼ばれる研究です。

世界初！　15年以上の追跡調査

「中之条研究」は、いったい何がすごいのでしょうか。

それは、ユニークな調査方法にあります。

「中之条」とは、私の生まれ故郷である、群馬県中之条町のことを指しています。

この町で行った研究を端的に表現すれば、

「65歳以上の全住民、５０００人の方々、お願いです！　みなさんの生活の様子を、24時間３６５日、10年にわたって調査させてください」

というものです。

まず何よりも住民5000人の方々が「24時間、毎日？　しかも10年以上も？まあ、いいよ。協力してあげるよ」と受け入れてくださったからこそ成立した、貴重な調査だったのです。

中之条研究を、ある海外の有名な学者が「中之条の奇跡」と最大級の賛辞で評価してくれたことがありました。**「1つの町の全住民を対象として、1日のほとんどの行動を調査する研究が、何年にもわたって継続している例は、世界でも希有である」**――これが「奇跡」の最大の理由なのです。

ついに見つかった歩き方の黄金律

「究極の健康習慣」を見つけたい。その思いで始めた「中之条研究」には、4つの特徴があります。

①同じ町の住民を対象にしたことで、「身体活動と健康」の関連性が明らかに

1つは、中之条町の町民に対象を絞ったということです。たとえば、同じ65歳以上であっても、青森県の人、新潟県の人、広島県の人、沖縄県の人……など、全国各地の人たちを調査対象にした場合、気候や風土、味付けの傾向や手に入る食材なども違ってきます。

すると、「どのような生活習慣が健康のカギを握っているか？」がわかりづらくなってしまいます。中之条町に住むAさんとBさんならば、生活環境は限りなく同じ。そのため、身体活動と健康との関連性が、明らかになりやすかったのです。

②全住民を対象にしたアンケートは99％の回収率

「65歳以上の全住民」を対象にしたという点も、調査の大きな特徴です。

中之条町の65歳以上の住民数は、約5000人です。この方たちに、毎年1回、詳細なアンケートを行っています。記入項目は、日頃の運動の頻度や時間、生活の自立度、睡眠時間、食生活……など多岐にわたりますが、これをみなさんがすべて記入してくれました。

さらに驚くべきは、その回収率。

毎年99%を誇ります。残りの1%は、入院や転出など、やむを得ない事情で記入できなかった方です。新聞社の世論調査でも、回収率は6割、7割などと聞きますから、素晴らしい回収率です。

驚異の回収率は、ひとえに町役場など行政に携わる方々のおかげなのですが、回収率が6割、7割であるのと、ほぼ100%であるのとでは、調査結果の正確性がまったく違ってきます。

たとえば、回収率が7割であった場合、健康維持に意欲的な人の結果が集まりやすくなり、健康で悩んでいる人の結果を知ることができません。健康状態のよい人とよくない人の生活習慣を比較して、はじめて「究極の生活習慣」が見つかるわけですから、回収率は限りなく100%でなければいけないのです。

③遺伝子解析も実施、生活習慣の影響の大きさを確認

全住民約5000人のうち2000人には、血液検査や遺伝子解析も毎年行いま

した。その結果、私は自信をもって「遺伝子よりも生活習慣のほうが、一人ひとりの健康に大きな影響を与えている」と言い切ることができます。

④「身体活動計」の発見

最後に、この「中之条研究」に大きな成果をもたらしてくれたのが、「身体活動計」を使った調査です。

「身体活動計」とは、加速度センサーと呼ばれるセンサーが内蔵されている計測器のことです。装着しているだけで「この人がどんな行動をしているか？」をデータ化してしまいます。

「万歩計とは違うの？」と思う方がいるかもしれません。

身体活動計は、万歩計では計測できない、重要なデータ（活動の強さや時間帯など）が計測できるのです。

「身体活動計」を、まずは500人の住民のみなさんに、「装着してください」とお願いしました。

500人は、血液検査と遺伝子解析をお願いしている2000人の中から、男女比や年齢分布が母集団の5000人とほぼ同じになるように選んでいます。つまり、この500人は、5000人の縮図といえるわけです。

しかも、「入浴時以外は、常に装着してください」とお願いしたのです。さらに精確に測定するため、必ず腰のベルトにつけていただきました。

ただ、いくらこちらがお願いしたからといって、「つけ忘れてしまった」というケースは十分あり得ます。

装着しなければ、身体計測計はどこかに置かれたまま動かず、加速度センサーが反応することはありません。当然ながら、つけ忘れた時間は、データ上、「この人はまったく動かなかった＝活動量ゼロ」とみなされます。

そこで、厳密なデータを集めるために、「4分の3ルール」を設定しました。

「4分の3ルール」とは、

①1日の4分の3＝18時間（かつ朝7時～夜7時のうち9時間）装着していること
②1年の4分の3＝9カ月間（約270日間）装着していること

これらの条件を満たす場合のみ、分析の対象とするというルールです。

この厳格なルールを設け、ふるいをかけたわけですが、分析の対象外となったのは全体のわずか5％ほどでした。

残りの95％は、少なくとも朝起きるとすぐに身体活動計を手に取り、毎日18時間以上、年間270日以上、身体活動計を装着してくれたのです。

その生活を15年も続け、私の研究に協力してくださったわけです。

住民の方々のこのような協力に対し、私は感謝の念でいっぱいです。そして誰よりも私自身が、この研究を実現できたことに対して、奇跡だと感じています。

医療費を3割削減した「運動強度」とは?

中之条町の住民のみなさんの協力を得て調査を開始するにあたり、私が考えたのは、「究極の生活習慣」を見いだす上での「ものさし」を何にすべきか、でした。

私が着目していたのは、「歩く」という行為でした。

なぜなら、歳をとるほど、「歩行能力」が体力水準や健康状態を反映するようになるからです。

そこで私は、「歩く」という「ものさし」を使えば、「究極の生活習慣」を表せるのではないかという仮説を立てました。

さらに私が考えたのは、「いったい『歩く』とは何か?」ということです。

我々は、ふだん何気なく「歩く」「歩行」「ウォーキング」などの言葉を使っています。けれども、「歩く」にも、実は「量」と「質」、という2つの観点が必ずあるはずなのです。

「量」とはすなわち、どれだけ歩いたか？

つまり、「歩数」です。

これは、みなさんにとてもなじみやすい考えですね。と同時に、もう1つ、「質」という観点があります。「質」とはすなわち、どれだけの強さで踏んだか？　つまり、「運動強度」です。

実はこの「運動強度」の視点が、これまでのウォーキングでは見逃されていた点なのです。

どういうことでしょうか？

強度とは、刺激のことです。

重力に逆らって上下運動する際に起こる「刺激」が、骨密度の維持や筋肉量の維持に大きな影響を与えることがわかっていました。

たとえば、水泳選手と陸上選手を比べると陸上選手のほうが骨密度は高いのですが、これは水泳選手が浮力のある水中で運動するのに対し、陸上選手は地面を踏みしめる運動をするからです。

私が、「中之条研究」を進めるにあたり、身体活動計を導入したのは、まさにこの「運動強度」を計測するためでした。

歩数だけでもない。

運動強度だけでもない。

2つを組み合わせた「歩く」に関する数字が浮かび上がってきた時、それが「究極の生活習慣」を示す――そんな思いで、中之条町の住民から集めた膨大なデータの分析を進めてきました。

ある程度のデータが収集できた時点で、私は他の何人もの研究者に、データの分析を依頼しました。私だけでは、主観が入ってしまう可能性があるからです。

私は、彼らに収集データを渡し、「歩数と強度という2つの観点から、究極の生活習慣を見いだしたい」という旨を伝え、分析の手順や方法をそれぞれに細かく指示しました。

その結果、私は、声を上げて驚くことになりました。

私たち全員の、それぞれの分析結果が、

「1日の総歩行数は、8000歩。そのうちの20分が中強度の歩行。これが、『究極の生活習慣』である」

と、見事に一致したからです。

「8000歩／20分」という究極の生活習慣は、このような長いプロセスを経て、ようやく見いだした数字だったのです。

第3章

健康寿命がグンと延びる！「中強度」ウォーキングとは何か？

「運動強度」っていったい何？

第2章までお読みいただき、「歩く」を「量」と「質」の2つの観点から考えなければいけないということが、おわかりいただけたと思います。そして、「質」を表すものが、**「運動強度」**と呼ばれるものであることも、ご理解いただけたと思います。


では、「運動強度」とはいったい何なのでしょうか？

これから説明していきますが、聞き慣れない言葉ですし、単位なども出てくるので、少し難しく、混乱することがあると思います。

もしも、今後ページを読み進めて「難しい」「わかりづらい」と感じたら、次ページのことだけ思い出してください。あなたの今後のウォーキングで大事なポイントに関しては、次の短文がほぼすべて表しているからです。

「なんとか会話ができる程度」の速歩き――
それが、あなたにとっての「中強度」の運動。

のんびり散歩のように、鼻歌が出るくらいの歩き方だと、ゆっくりすぎます（「低強度」）。

競歩などのように、会話ができないほどの歩き方だと、速すぎます（「高強度」）。

テレビを見ている時は「1メッツ」

運動強度を表す「メッツ（METs）」という単位があります。

この単位「メッツ」の言葉をとって、私の提唱する健康法は通称「**メッツ健康法**」と呼ばれています。

METsとは、「代謝当量」という意味です。

音楽を聴いている時、読書をしている時、テレビを見ている時など、「安静にしている時」を「1メッツ」とします。

1メッツの酸素摂取量は、年齢・性別にかかわらず、1分間に体重1キロあたり3・5ミリリットルと決まっています。

そういう意味で、「1メッツ」は世界共通のものさしです。

この安静時の「1メッツ」を基準に何倍のエネルギーを消費するかで、活動の強度を示します。

「3メッツ」は、安静時の3倍の代謝をしている活動、「7メッツ」は、安静時の7倍の代謝をしている活動という意味です。最大二十数メッツまであります（ただし、二十数メッツはマラソンのオリンピック・チャンピオンの数値です）。

最近では、どの活動がどれくらいの運動強度をもつのかが明らかになってきています。

参考までに、国立健康・栄養研究所が発表している「身体活動のメッツ表」から、いくつかを抜粋して掲載しておきます。

参考までに、と申し上げるのは、「中強度」の文字が、あなたに混乱を与えかねないからです。

メッツは、エネルギー消費量が少ないほうから「低強度」「中強度」「高強度」の3つに分類できます。

厚生労働省が2006年に報告した「健康づくりのための運動基準2006～身体活動・運動・体力～」のなかで、健康づくりのための最大酸素摂取量の基準値を性・年代別に示していて、これを基準にしています。

つまり、「30代と60代じゃ、やっぱり体力＝最大酸素摂取量は違うよね？　だから、その分は考慮しておくね」というわけです。

とはいえ、同じ年代だからといって、「体力＝最大酸素摂取量」が同じかといえば、そんなことはありませんよね。この表では、そういった個人差が考慮されていないのです。

徐々にスピードを上げながら走っていくと「もうこれ以上は息が苦しくて無理」という限界点が表れます。

この限界の時、1分間でとりこんでいる、体重1キロあたりの酸素摂取量を「最大酸素摂取量」と呼んでいます。

そして、あなたの最大酸素摂取量の40～60％に相当する運動のことを、あなたにとっての「中強度の運動」と呼びます。

図4

身体活動別のメッツ表

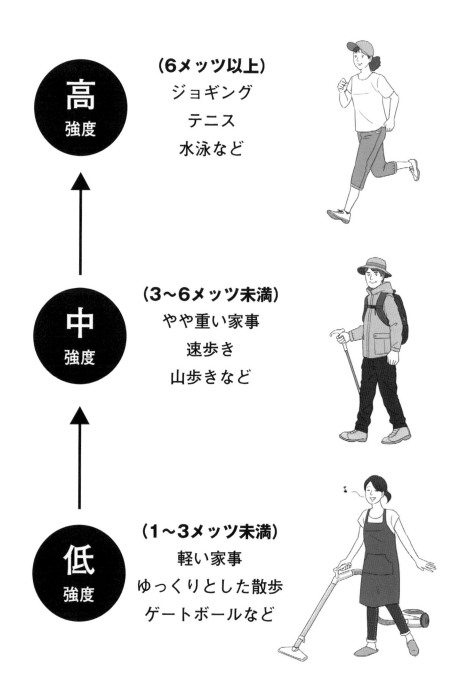

高強度
（6メッツ以上）
ジョギング
テニス
水泳など

↑

中強度
（3〜6メッツ未満）
やや重い家事
速歩き
山歩きなど

↑

低強度
（1〜3メッツ未満）
軽い家事
ゆっくりとした散歩
ゲートボールなど

酸素の最大摂取量は、あなたとあなたの友人とでは当然異なるはずですから、あなたにとっての本当の「中強度の運動」も、友人にとっての本当の「中強度の運動」も、それぞれが実際に体を動かして確かめてみないとわからないのです。

この表が参考にしかならないと申し上げたのは、そういう理由からです。

あなたにとっての「中強度」を知るには

「中強度」がいまいちイメージしにくい、という声が聞こえてきそうですね。

では、この表を基にして、より具体的に生活に落とし込んで見ていきましょう。

まず1つ目は、おそらくほとんどの年代、特に中高年以降の年代の人にとって、**「速歩き」こそが「中強度」を代表する運動**であるということです。

誰にでもできて、しかもほとんどの人にとって「中強度」となる運動はなかなかないものですが、「速歩き」ならば、環境や状況を選ばず、誰でもいつでもできる運動です。

2つ目は、「あなたの『速歩き』が、あなたにとって本当に『中強度』なのか？」を測る基準は何かということ。

これが、先ほど「これだけは覚えておいてください」とお話しした「**なんとか会話ができる程度」の速歩き**です。

「なんとか会話ができる程度」の状態とは、息が楽すぎもせず、かといって息苦しすぎもしない状態を表しています。

その状態こそが「あなたの最大酸素摂取量の40〜60%程度」の目安であり、あなたにとっての「中強度」運動なのです。

あらためてお伝えしましょう。

「なんとか会話ができる程度」の速歩き――それが、あなたにとっての「中強度」です。ウォーキングでは、まずこの速さを心がけましょう。

「汗ばむ程度」は参考にならない

「なんとか会話ができる程度」の速歩き――それが、あなたにとっての「中強度」。

これを聞いて、「汗で測るというのはダメなんですか？　私は『汗ばむ程度』のウォーキングをいつも心がけているんですが」とおっしゃる方がいました。

汗を基準に測るのは、おすすめできません。

2つの理由があります。

1つは、体質に左右されるからです。いわゆる汗っかきの人と、そうでない人とでは、「汗ばむ程度」の汗をかく運動強度が違ってきます。

さらに、もう1つ理由があります。

汗は、たとえ同じ気温でも季節によって違うからです。

「春の気温17℃の1日」と「秋の気温17℃の1日」で比較してみてください。余談ですが、「平均気温17℃の日がいちばん体を動かしやすい」ということが、中之条研究で明らかになっています。

まず秋のほうから考えてみます。

秋は、暑い夏を越えたあとにやってきます。人間の体は実によくできていて、夏の間を通して、暑さに順応した体になっていきます。具体的には、皮膚の血管を拡張させ、体内の熱を逃がすなどして、体温を下げる体になっています。目に見えないところで、体は暑さ対策をしてくれているわけです。

ただ、それでも暑さが調節できない場合、体は汗をかき始めます。

そして、汗の蒸発を通して、体内の熱を外に出しているのです。人間の体が行う暑さ対策を総称して「暑熱適応（馴化）」と呼びますが、「汗をかく」は順番でいえば、かなり後のほうに位置しているわけです。

夏の暑さの中で過ごしてきたおかげで、秋は暑熱対応が上手な体になっています。ですから、汗をかきにくいのです。

では、春はどうでしょうか。

春は、冬の寒い時期を越した時期ですから、寒さに順応しやすい体になっています。裏を返せば、春の体は、暑さには順応しづらい体です。その状態で速歩きをすれば、秋とまったく同じ17℃の中、まったく同じ速度で歩いても、汗はかきやすくなります。

たとえ同じ気温でも、季節や湿度によって汗の出方はまったく違います。ですから「汗」を基準に測るのはおすすめできないのです。

体温が1℃上がると免疫力は60％アップ

「ウォーキングをする理由は、健康維持です」

という方は多いと思います。この本を手に取ってくださった方のほとんどは、そう思っていらっしゃるでしょう。

では、ここで一度考えていただきたいのです。

なぜウォーキングをすると、健康になれるのでしょうか？

それはひとことで表現すれば、**「体温を理想的にできるから」**です。

理想的な体温を考える上で、要素は3つあります。

1つは**「平均体温」**です。

一般的に人間の平均体温は、乳幼児では37℃台と高く、成長するにつれ少しずつ下がり、10歳前後で一定の値に落ち着きます。ところが、高齢になると再び低下していくのです。

この平均体温の低下は、健康を大きく左右します。なぜなら、**体温が下がると免疫力が低下し、病気にかかりやすくなるからです。**

- **平均体温が1℃上がると免疫力は約60％アップする**
- **平均体温が1℃下がると免疫力は30～40％低下する**

といわれるほど、平均体温は長寿・健康にとって非常に重要なものです。

「8000歩／20分」ウォーキングは、脚などの大きな筋肉を動かすアクションですから、細胞の代謝や体内の血流がよくなり、平均体温は上がります。

つまり、「8000歩／20分」ウォーキングの目的は「平均体温を上げるため」といっても過言ではないのです。

朝起きてすぐに運動してはいけない

理想的な体温を考える上での2つ目の要素、それは「**1日の体温推移**」です。

人間の1日の体温を調べてみると、決して一定ではありません。時間帯によって、体温が変化しています。

若く健康な人の体温を、①「起床時」、②「夕方」、③「就寝時」、④「睡眠中」の4つで見ていきます。

低いほうから順に並べてみると、

図5

健康な人の1日の体温の推移

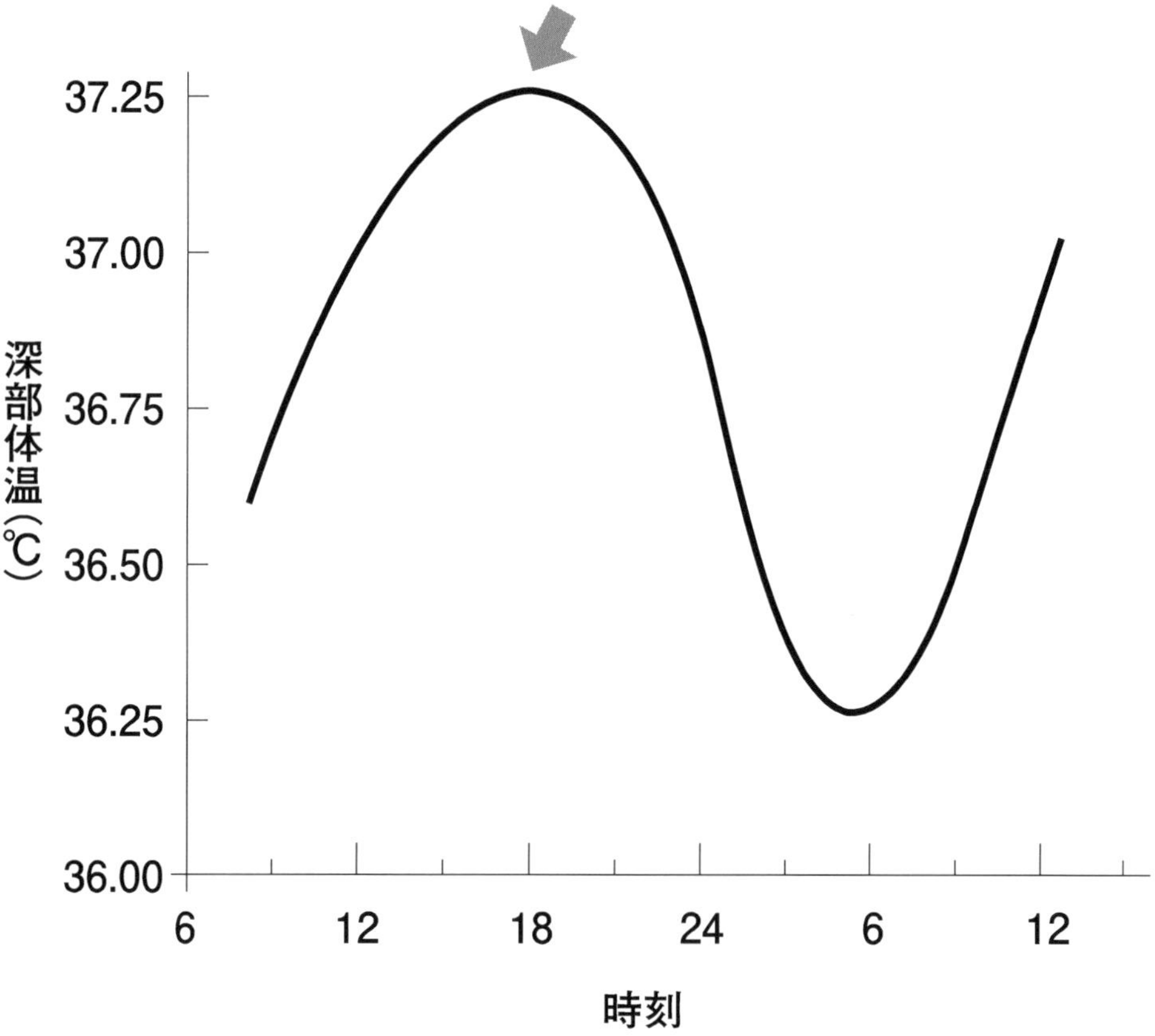

健康な人は夕方がもっとも体温が高い

④「睡眠中」→①「起床時」→③「就寝時」→②「夕方」

の順になります。

若く健康な人の体温は、朝、低いところから日中にかけて上がっていき、夕方の4〜6時でピークを迎えます。そこから就寝に向けて、体温は徐々に低下していきます。

睡眠に入ると体温はさらに下がり、午前4時前後にもっとも体温が低くなります。そして、朝目覚める少し前から体温を上げ、1日の活動に備えるのです。

では、体温のいちばん高い「夕方」と、体温のいちばん低い「睡眠中」では、健康な人の体はどんな状態になっているのでしょうか？

陸上の世界大会の決勝が夕方に行われる理由

まず、体温がもっとも高くなる夕方は、体はどのようになっているのでしょうか?

ひとことでいえば、「もっとも乗っている時間帯」「人間の運動能力がもっとも高まっている時間帯」です。

自律神経のスイッチは交感神経優位になっていますし、血圧や脈拍なども上昇しています。

ちなみに、陸上短距離100メートルなど、短い時間で集中して結果を出す競技の世界記録は、ほとんどが夕方4~6時の時間帯で生まれています。

陸上短距離100メートルの場合、午前中に予選のレースを行い、夕方に決勝レースを行う、といったプログラムを組んでいます。

この時間帯は世界記録が生まれやすいことをあらかじめ考慮に入れ、その時間帯で決勝レースを組んでいるのだろうと思います。

睡眠中はヘビになっている

夕方のピークを境に、体温は夜に向けてぐっと下がっていきます。すると、この体温の降下が人間に「眠気」をもたらし、快適な睡眠へと誘います。

夕方のピークが高いからこそ、体温は夜、ぐっと降下することができるのです。

逆にいえば、夜、体温が下がらないと、人は眠くなりづらくなってしまいます。

余談ですが、**「クーラーは体によくないので、夏、少々寝苦しくてもつけないようにしている」と話す人がいますが、これは間違いだと思います。**体が寒くなるほどの気温設定にする必要はありませんが、寝苦しいのであれば、室内の気温を少し下げて、クーラーに「体温を下げるお手伝いをさせる」ほうが理にかなっているでしょう。

さて、健康な人は夕方のピークが高く、夜になるとピークから体温が降下していきます。そして、眠りについている時、活動のスイッチはほぼ「ＯＦＦ」になっています。

自律神経は副交感神経優位になっていて、血圧や脈拍なども低下しています。体温を調節することのできない、ヘビなどの変温動物と、基本的には同じような体の状態になっています。そして、体温は35～36℃程度まで下がっていきます。なぜ、このような状態になるのかといえば、「体を休める」のにもっとも適した状態だからです。

歳をとると眠りが浅くなるのはなぜか？

ところが、歳を重ねたり、不健康になってくると、体温推移は理想的なものと異なる推移を見せるようになります。

「起床時」よりも「就寝時」のほうが体温が高いのが理想的なのですが、逆転してしまうのです。

理想とかけ離れた体温リズムで生活すると、不眠に陥りやすくなります。また、生活のメリハリも付きにくくなります。その結果、病気のリスクが高まってしまうのです。

中之条町の住民1600人にご協力いただいて、1週間の「起床時」と「就寝時」の体温差を調査しました。その結果、

・「起床時」よりも「就寝時」の体温が低い人は不眠に悩まされている

ということがわかりました。

さらにわかったことがあります。

・30代を境に「起床時」よりも「就寝時」の体温が低くなりがちであること

です。「歳をとるとあまり眠れなくなる」とよくいいますが、調査によってあら

図 6

起床時と就寝時の体温差

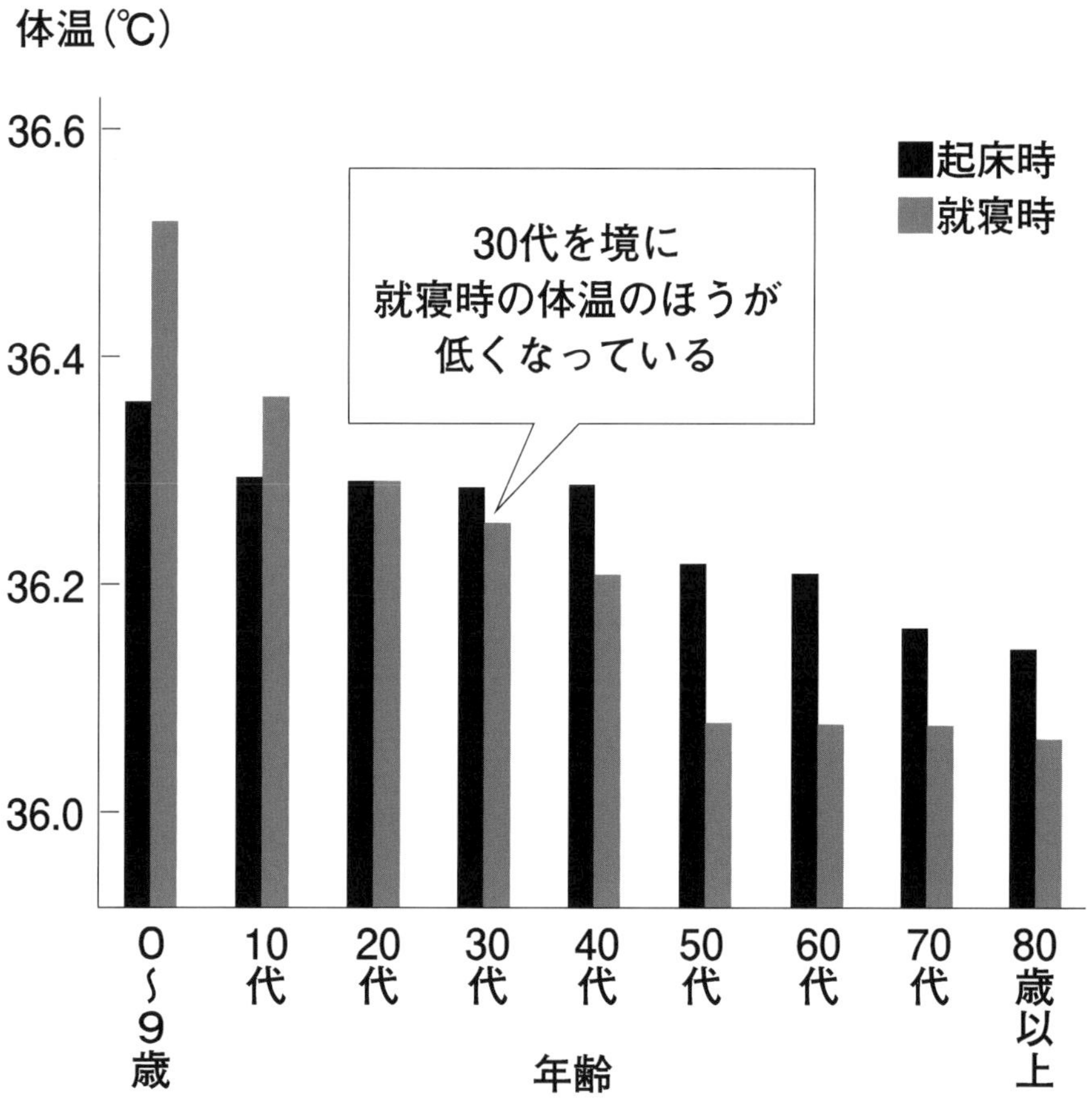

(1600人の体温差を年代別に比較)

ための実証された形です。ただし、それは残念ながら不健康自慢の1つです。「歳をとったら自然にそうなるもの」と、見過ごしていいものではありません。

運動は夕方5時から始めなさい

理想的な体温を考える上での3つ目の要素、それが**「1日の体温差」**です。若く健康な人というのは、最高体温と最低体温の差が大きくなります。ところが、歳を重ねるほど、その差が小さくなってきます。「体温の高低」は「生活のメリハリ」を表している、と私は考えています。体温差がないということは、毎日の生活にメリハリがないということで、それが不眠の原因にもなり、不健康につながっていくのです。

ここまで、理想的な体温を考える上での3つの要素についてお話をしました。

それは、

「平均体温を上げること」
「起床時よりも就寝時の体温を高めること」
「1日の体温差をできるだけ大きくすること」

の3つです。

この3つの課題をクリアして、理想的な体温に近づける方法はあるのでしょうか？　方法は、あります。

ある時間帯に「速歩き」をすればいいのです。

では、ここでみなさんに1つ問題を出します。

速歩きをするのに、もっとも適した時間帯は1日のうちのどこでしょうか？

①早朝
②日中
③夕方
④就寝前

どの時間帯か、わかりますか？

正解は、③の夕方です。

そして、もっともおすすめできないのは、①です（①が危険でおすすめできない理由は、第6章でくわしく解説します）。

なぜ、あなたが夕方に速歩きをするのが最適なのでしょうか？

先ほどもお話ししたとおり、夕方の4～6時は人間の体温がいちばん上がる時間帯です。夕方に速歩きをすれば、筋肉に刺激が与えられ、血液のめぐりもよくなります。そして、ピークの体温がさらに上がります。そのため、最高体温と最低体温の差は広がります。

また、夕方のピーク時から徐々に体温が下がり就寝時の体温に至りますから、夕方の体温が高ければ就寝時の体温も高くなり、起床時よりも就寝時のほうが高くなります。

そして、平均体温も必然的に上がります。

先ほどの中之条町1600人の調査データをくわしく分析した結果、就寝時の体温が起床時より0・5℃以上高くなった人は8割以上が不眠を解消でき、よく眠れるようになりました。

つまり、**夕方の速歩きによって就寝時の体温を少しでも（理想は0・5℃以上）高くすることが、快眠のため、健康のための1つの目安**になるといえます。

あなたの体温は、いかがでしょうか？

ためしに、朝起きてすぐと就寝前の2回、あなたの体温を測ってみてください。体温差が0・5℃以上あればいいのですが、もしもほぼ変わらないか、マイナスとすれば要注意です。

まずは、1日のピークとなる、夕方の時間帯の体温を上げる工夫が必要です。そして、いちばんのおすすめは夕方の速歩きです。

健康長寿の観点から「歩く」を考える場合、「量」と「質」に加えて「タイミング」も重要な要素となっているわけです。

ただし、夕方4〜6時は、夕食との兼ね合いなどもあり、歩く時間が取りにくいという人もいるでしょう。その場合は、日中の時間帯でもいいですし、就寝2〜3時間前でもいいでしょう。

理想は「夕方」ですが、それが無理な場合は、

- **「起床後1時間以内」は、危険な時間帯なので避けたほうがよい**
- **「就寝前1時間以内」は、体温を下げていく時間に充てたいので避けたほうがいい**

という2点を念頭に置き、ウォーキングを行えばよいと思います。

2カ月で「長寿遺伝子」のスイッチが入る

では、「8000歩／20分」のウォーキング生活は、どのくらい継続して行うと大きな効果が得られるのでしょうか？

1つの大きな目安は、2カ月です。

なぜなら、2カ月であなたの「長寿遺伝子」にスイッチが入るからです。

「長寿遺伝子？『遺伝子』よりも『生活習慣』のほうが健康に大きな影響を与えるって言っていたのに、ここでは『遺伝子』の話になるの？」と思う方もいらっしゃるかもしれませんね。

実は長寿遺伝子は、「究極の生活習慣」である「8000歩／20分」を毎日続けることで初めて目を覚ます、ちょっと変わった遺伝子なのです。

つまり、これからお話しするのは、「遺伝子（そのもの）」というよりむしろ「生活習慣と遺伝子（の活性化）」の話です。

長寿遺伝子とは、体内で細胞の損傷を防いだり、エネルギー生産に影響を与えたりしている「サーチュイン（Sirtuin）」という酵素をつくるはたらきをもった遺伝子のことです。

２００３年、アメリカのマサチューセッツ工科大学のレオナルド・ガレンテ博士が、酵母の長寿遺伝子「Ｓｉｒ２」（サーツー）を発見しました。

その後の研究によって、人間には「Ｓｉｒｔ１〜７」までの7種類が存在することがわかっています。

長寿遺伝子は、誰もがもっている遺伝子であるにもかかわらず、普段は眠っていて、いつどのようにすれば活性化するのかまでは解明されていませんでした。

ところが、その後もさらに研究が進められた結果、２０１２年にスウェーデンのカロリンスカ研究所によって「1日20分程度の中強度の運動を2カ月続けることで、長寿遺伝子のスイッチが入る」ことが証明されたのです。

「８０００歩／20分」の生活を２カ月続ければ、あなたの長寿遺伝子にスイッチが入ります。そして、健康長寿の体になっていくのです。

ちなみに、「８０００歩／20分」の生活を中断してしまうと、長寿遺伝子はどうなるのでしょうか？

２カ月間ほど休むと、長寿遺伝子は残念ながら再び眠りに就いてしまいます。

ですから、あなたの体内で眠っている長寿遺伝子を目覚めさせ、そして常に活性化させておくためにも、「８０００歩／20分」のウォーキング生活を毎日続けてほしいのです。

第4章

簡単でかならず効果が出る！「これ」が正しい歩き方

気をつけるべき7つのポイント

本章では、いよいよ「8000歩／20分」のウォーキング生活の実践のしかたについて紹介していきます。

その前に、第1～3章で触れてきた、大事なポイントについて、あらためてまとめておきましょう。

■「8000歩」は、あくまで生活の中で

8000歩は、ウォーキング時間だけで目指す数字ではありません。

買い物に出かけたり、家の階段を上り下りしたり、無意識に歩いた歩数も含めて目指す数字です。

■「20分」は「速歩き」の時間

1日8000歩の活動のうち、20分は「中強度の活動」をしているようにしましょう。

■中強度とは「なんとか会話できる程度」

あなたの最大酸素摂取量の40〜60%に相当するスピードで歩くことが、あなたにとっての「中強度」の「速歩き」です。「なんとか会話ができる程度」が、目安です。鼻歌が歌えるくらいの状態だと、遅すぎます。会話ができないくらい息が切れている状態では、速すぎます。

■1日の「いつ」歩けばいいのか？

1日の中で体温がピークを迎える「夕方」に速歩きをして、最高体温をさらに上昇させることができたらベストです。それが難しい場合、起床後1時間以内、就寝前1時間以内の速歩きは避けるようにしましょう。

■健脚自慢の人は、「歩きすぎ」に注意！

「8000歩／20分」を超えて歩いても、健康効果に大差はありません。むしろ、疲労がたまると免疫力が下がって、病気になりやすくなります。

■運動不足の人は、4000歩から始めなさい

これまで1日数千歩しか歩いていなかった人は、「4000歩／5分」、「6000歩／10分」と、2000歩刻みで徐々に歩数を積み重ねましょう。

■長寿遺伝子のスイッチを入れるためには「2カ月」続ける

普段は体内で眠っている長寿遺伝子は、毎日20分の「速歩き」を2カ月間、続けることでスイッチが入ります。まずは「8000歩／20分」のウォーキング生活を、2カ月続けてみましょう。

以上のことを念頭に置いて、これから先を読み進めてください。

続かない人はどうすればよいか?

ウォーキング生活で問題になるのは、なかなか続かないことです。

では、どのようなステップを踏んで、「8000歩／20分」ウォーキング生活を続けていけばいいのでしょうか?　そこには、コツがあります。

みなさんにおすすめしたいステップは、

①あなたの今の状態を知る

↓

②今の生活①と理想の「8000歩／20分」とを比べてみる

↓

③あなたの生活の中で「足りない部分」を補う

↓

④毎日、記録しながら続けていく

そして、①～④のステップを簡単に踏むために、みなさんにぜひとも使っていただきたいものがあります。

それが「身体活動計」です。

身体活動計とは、100円ライターほどのサイズの小さな健康器具です。加速度センサー（3軸）が内蔵されていて、胸ポケットに入れるなどして身につけておくだけで、振動を検出し、「歩数」と「身体活動の強度」を液晶画面に表示してくれます。

いくつかの医療・健康機器メーカーから発売されており、実勢価格は、2000円台から1万数千円といったところのようです。家電量販店やネットショップで購入できます。

みなさんの中には「えっ、こんな小さな器具が1万円もするの？」と驚かれる方

身体活動計

テルモ

歩行強度計メディウォーク
MT-KT02DZ
価格=7,180円(税込)
／テルモ

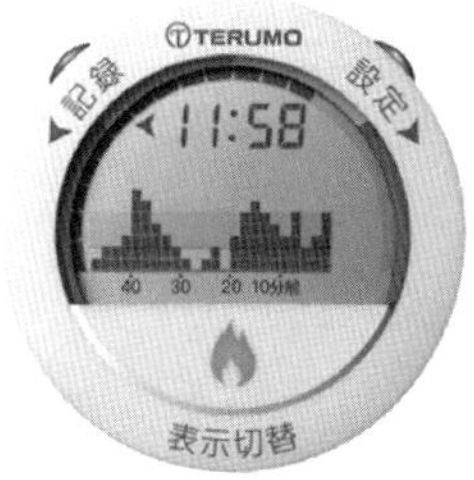

YAMASA

アクティブ万歩　TH-450
オープン価格(参考価格5,500円・税別)
／山佐時計計器

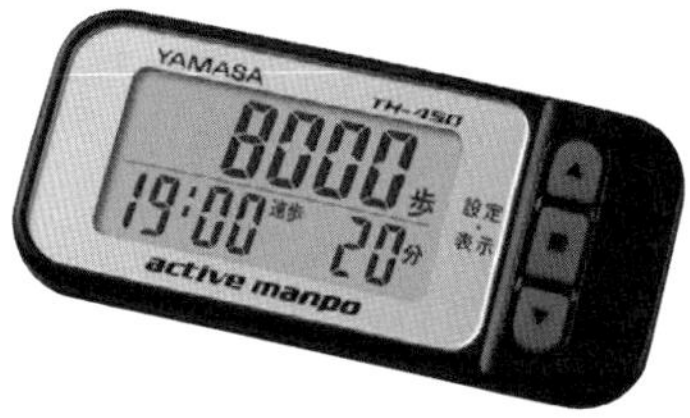

スズケン

生活習慣記録機　ライフコーダMe
オープン価格
／スズケン　ケンツ事業部

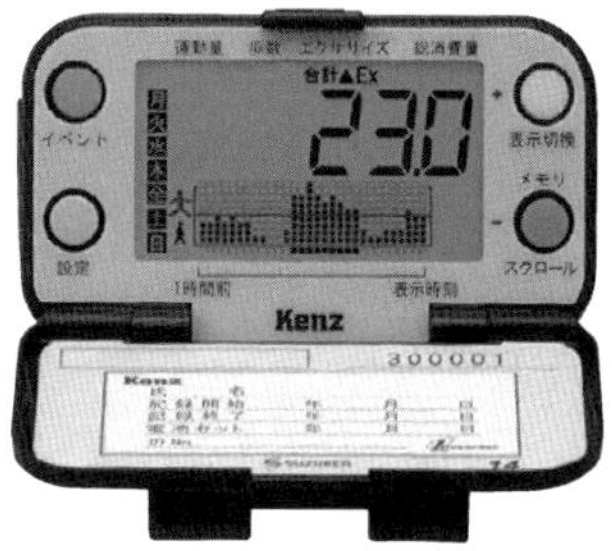

●お問合せ先
テルモ コールセンター:0120-008-178
山佐時計計器 お客様サービス室:03-3792-1364
スズケン ケンツ事業部:052-950-6325
(2015.10現在)
※こちらの番号は製品の問い合わせに答える窓口になっており、ご購入の手続きは行っておりません。
お買い求めの際はお近くの家電量販店やWEBサイトにてご確認ください。

もいるかもしれません。

けれども、私は入手をおすすめしたいのです。

と申しますのも、「8000歩／20分」のウォーキング生活で、生活習慣病、高血圧、認知症とさまざまな病気が予防できるからです。

身体活動計は、身につけるだけで、あなたの生活を生涯にわたって全面的にサポートしてくれるのです。

身体活動計をつけたウォーキング生活に取り組んでいる方がおっしゃってくださった言葉がそれを象徴しています。

「青柳先生、身体活動計は、私にとってお守りなんですよ」

お守りとは、肌身離さず持ち歩くものであり、自分の健康を常に守ってくれているものという意味なのだそうです。身体活動計の真の役割を、何よりも物語っていると私は思います。

そこで、〈ステップゼロ〉として「身体活動計を入手する」があると考えてみてください。代表的な身体活動計については、97ページに詳細を載せておきますので、そちらもご覧になってみてください。

実際のステップについて、それぞれ解説していきましょう。

ステップ①

あなたの今の状態を知る

まずは1週間、普段どおりに生活してみて、現在の「24時間の歩数／中強度の活動時間」がどれくらいなのか、チェックしてみてください。

【身体活動計を持っている人】

身体活動計を入手した人は、**初期設定を終えた後、液晶画面にシールを貼ってください。**これは画面の数字が見えないようにするためです。

なぜそんなことをするかというと、1週間後にシールを剝がして、どんな数字になっているかを確認するためです。

胸ポケットやズボンのポケットに入れるのもいいですし、首から下げておくのでもいいでしょう。朝起きたら、すぐに身体活動計を身につけてください。可能な限り肌身離さず持ち歩き、夜寝る直前に外してください。できれば一日中がベストです。あなたが階段を上り下りする歩数も、キッチンやトイレに足を運ぶ時の歩数も、カウントしたいからです。

そして、身体活動計で7日間のデータが取れたら、次の表に数字を入れてください。日付、歩数、中強度の活動時間を記入してみます。

身体活動計の使い方について少し補足します。

身体活動計は、一部の機種のみ、中強度の数値を「2〜5メッツ」で自由に設定することができます。しかし、それ以外の身体活動計は「中強度＝3メッツ」を基

図7

日付・歩数・中強度の活動時間の記入表

日付(曜日)	歩数	中強度の活動時間	判定
月　日(　)	歩	分	
月　日(　)	歩	分	
月　日(　)	歩	分	
月　日(　)	歩	分	
月　日(　)	歩	分	
月　日(　)	歩	分	
月　日(　)	歩	分	
1週間の平均	歩	分	

準としています。

3メッツとは、60代以上の人にとっての中強度です。

同じ60代の人であっても、体力差（＝最大酸素摂取量の差）によって、本当の中強度は変わってくるわけですから、身体活動計を身につけたからといって、「1日にどれくらい中強度の運動をしたのか？」が正確にわかるわけではありません。実はそこに限界はあるのです。

とはいえ、中強度を細かく精確に知ることだけが目的ではありませんし、身体活動計のデータは、実際かなり参考にはなります。今後の「歩き方」を考える上での羅針盤になるからです。ぜひ7日間、普段の生活のデータを取ってみてください。

【歩数計だけを持っている人】

「歩数計が手元にあるので、まずはそれで測ってみたい」という方は、それでもかまいません。

まずは7日間、普段の生活であなたが何歩歩いているのかを測ってみてください。

こちらも身体活動計の場合と同じように、液晶画面にシールを貼って、画面の数字が見えないようにしておいてください。

1週間後にシールを剥がして、どんな数字になっているかを確認します。

なお、歩数計の携帯にあたって注意してほしいことがあります。

それは、「よし、歩くぞ」と決めた時だけ歩数計をつけるのでは、まったく意味がないということです。

朝起きたらすぐに歩数計を身につけ、可能な限り肌身離さず持ち歩き、夜寝る直前に外す（できれば一日中、装着するのがベスト）。そして、24時間で何歩歩いているかを計測してみる。身体活動計でも、歩数計でも同じです。

そして、データが取れたら、日付、歩数を記録しておきましょう。

ステップ②

今の生活①と理想の「8000歩／20分」とを比べてみる

①で計測したあなたの「24時間の歩数／中強度の活動時間」を見てください。

【歩数は？】

1日の平均歩数は、何歩だったでしょうか？

「あまり歩いていないんです」という人でも、日中何度か外出していると、かなりの歩数を歩いているものです。逆に、「毎日しっかりウォーキングをしていますよ」という人でも、それ以外の時間、家にこもっていれば、歩数は少ないものです。

【中強度の活動時間は？】

歩数計ではなく、身体活動計を用いてデータを採取した人は、「中強度の活動時間」がわかります。このデータが、非常に重要です。

たとえば60代の人にとっての中強度の活動は、速歩きだけに限りません。日常活動の中にたくさんあります。たとえば、掃き掃除↓3・3メッツ、掃除機をかける↓3・5メッツ、お風呂掃除↓3・8メッツなどです。

【これからのウォーキング生活を計画】

データを取った結果は、どうだったでしょうか。

たとえば、あなたが毎日しっかり8000歩歩いていたとします。さらに身体活動計の数値が「『中強度の活動』を20分以上」と示していて、ご自身も「速歩きの基準は『なんとか会話ができる程度』の速さが目安だと言っていたけど、お風呂掃除や掃除機などで毎日20分くらい適度に激しい活動をやっているかも」という実感があったとします。

その場合、どうすればいいでしょうか？

「特別に、これ以上ウォーキングの時間をつくる必要はありません」

これが、結論となります。

一方、「毎日8000歩、歩いていたけど、『中強度の活動』が10分に満たなかった」という人はどうでしょう。

そんな人は、生活の中で「速歩き」を10分加えてみてください。

また、「毎日トレーニングジムに行って、中強度どころか高強度のトレーニングを20分やっていたけど、車移動が多くて、毎日の歩数は6000歩未満だった」という人もいるでしょう。

健康長寿の観点からいえば、トレーニングの強度を落として「高強度」から「中強度」に切り替え、代わりに歩数を増やすことをおすすめします。

「毎日の散歩が日課なので、歩数は1万歩だったけど、『中強度の活動』が足りなかった」という人もいるでしょう。

その人は、歩数は抑えめにして、「速歩き20分」をプラスするとよいでしょう。
こんなふうに、「究極の生活習慣」である「8000歩／20分」に対して、自分は何が多くて、何が少ないのか？　考えながら、調整を行っていくとよいのです。

ステップ③ あなたの生活の中で「足りない部分」を補う

あなたの「足りない部分」を把握できたら、次はそれをウォーキングで補っていくわけです。ただし、いきなり目標の数値を目指してはいけません。2カ月かけて徐々に、一つ上のグループを目指していきましょう。

まずは「4000歩／5分」のグループへ！
↓
さらに2カ月かけて……

↓
「6000歩／10分」のグループへ！
↓
さらに2カ月かけて……
↓
「8000歩／20分」のグループへ！

といった具合です。

たとえば、「1日平均4000歩前後で、しかも中強度の活動時間がほとんどない生活」の人は、2カ月かけて、歩数を2000歩増やし、10分だけ「速歩き」タイムにするのです。そして、「6000歩／10分」の生活が無理なくできるようにします。その生活が習慣化されたら、同じように次の2カ月をかけて「8000歩／20分」を目指します。

ステップ④ 毎日、記録しながら続けていく

こうして、身体活動計を活用しながら、毎日の記録を「見えるように」していきましょう。

表に書き込んでいくだけでもいいですし、棒グラフにしてみるのもいいでしょう。

「記録を取って『見える化』する」と聞くと、「なんだか面倒くさそうだな」と感じる方もいらっしゃると思います。

ところが実際には、真逆のことが起こります。

記録をつけるのが楽しくなってくるのです。

歩数や、中強度の活動時間は、みなさんにとっての「成果」です。

この先増えることはあっても、決して減ることはないはずです。人間には、成果が残るのを見るだけで気分が上がり、さらにやる気になる特性があります。

記録は、あなたのウォーキング生活を後押しする存在になりますから、ぜひつけてみてください。

「どうしても時間がとれない人」はどうする？

さて、ここまで「究極の生活習慣」ウォーキング生活の続け方についてお話をしてきました。

ここで、こんな感想を思い浮かべた人もいるでしょう。

「次のステージを目指しましょうと簡単に言いますが、今から2000歩も増やさなければならないのは、けっこう大変だなぁ」

2000歩と聞くと、とても頑張らなければならないイメージを抱きがちです。とくに会社勤めや、家のことなどで忙しいとなかなか時間をとれない、という人も少なくないでしょう。

けれども、歩幅が70センチの人の場合、約700メートル先のお店まで買い物に行って帰ってくれば、２０００歩になります。

時速4キロで歩く人にとっては、往復20分ちょっとの道のりです。

このうち、行きの行程の半分くらいを「速歩き」にすれば、５分の中強度の運動にもなります。

数字で見るとハードルが高いように見えますが、生活に落とし込んでみると、意外と簡単であるとわかってもらえると思います。


あるいは、こんなふうに考えてもいいでしょう。

午前中、10分の時間を使って、３００メートル離れたクリーニング屋さんに行って帰ってくる。

このうち、行きの行程で少し「速歩き」をしてみる。

午後も、また約10分で、４００メートル離れたコンビニに行ってくる。

この時も、行きの行程で少し「速歩き」にしてみる。

どうですか？　2回に分けるほうが、一度に700メートルを往復するよりも、さらに簡単に思えてきませんか？

歩数を2000歩増やす秘訣は、

・今よりも「外出頻度」を増やすこと

・今よりも「外出時間」を増やすこと

この2つです。

1日の中で、ウォーキングの時間を確保して、着替えて運動をしようとすると、一気に心理的なハードルが上がってしまいます。

まずは**「ながらウォーキング」**でいいのです。

コツは、買い物などの用事と一緒にウォーキングをしてしまうという、気楽な感覚をもつことです。

「速歩き」に関してもそうです。

コンビニへ行くとき、荷物をもたない「行き」だけやろうと、気楽に考えていいのです。

新しくオープンしたお店をのぞきに行く、ご近所のかわいい犬を見に行く、家族に頼んで買ってきてもらっていたものを自分で買いに行く……理由は何でもいいと思います。まずは**1日1回、外出する機会を増やしてみましょう。**

あるいは、普段、まっすぐ歩いて帰ってくる道を、一本遠回りして帰ってくる。そこに、「速歩き」を少し取り入れる。それだけでOKなのです。

コツは「好奇心をもつこと」と「楽しみながら」歩くこと。

これだけで「遠回り」のウォーキング生活もつらくありません。

次のステージに行くのは、やってみれば案外簡単だったと実感してもらえるでしょう。

歩くフォームは気にしなくていい

では、「速歩き」をする際、歩くフォームはどのようなことに気をつければいいでしょうか?

私はウォーキング姿勢の専門家ではありません。ですから、くわしいことは専門家に委ねるほうがいいのでしょう。

ただ、健康づくりの専門家として一ついえることがあります。

それは、「速歩き」をする際にフォームとして意識すべきことは、たった1点しかないのではないかということです。

それは、**「大股で歩く」**。

よく挙げられることとして、「背筋を伸ばす」「腕を大きく振る」「膝を伸ばす」があると思います。けれど「大股で歩く」さえ意識していれば、背筋も伸びますし、腕は自然と振れ、膝も伸びてきます。

図8

理想的な歩くフォーム

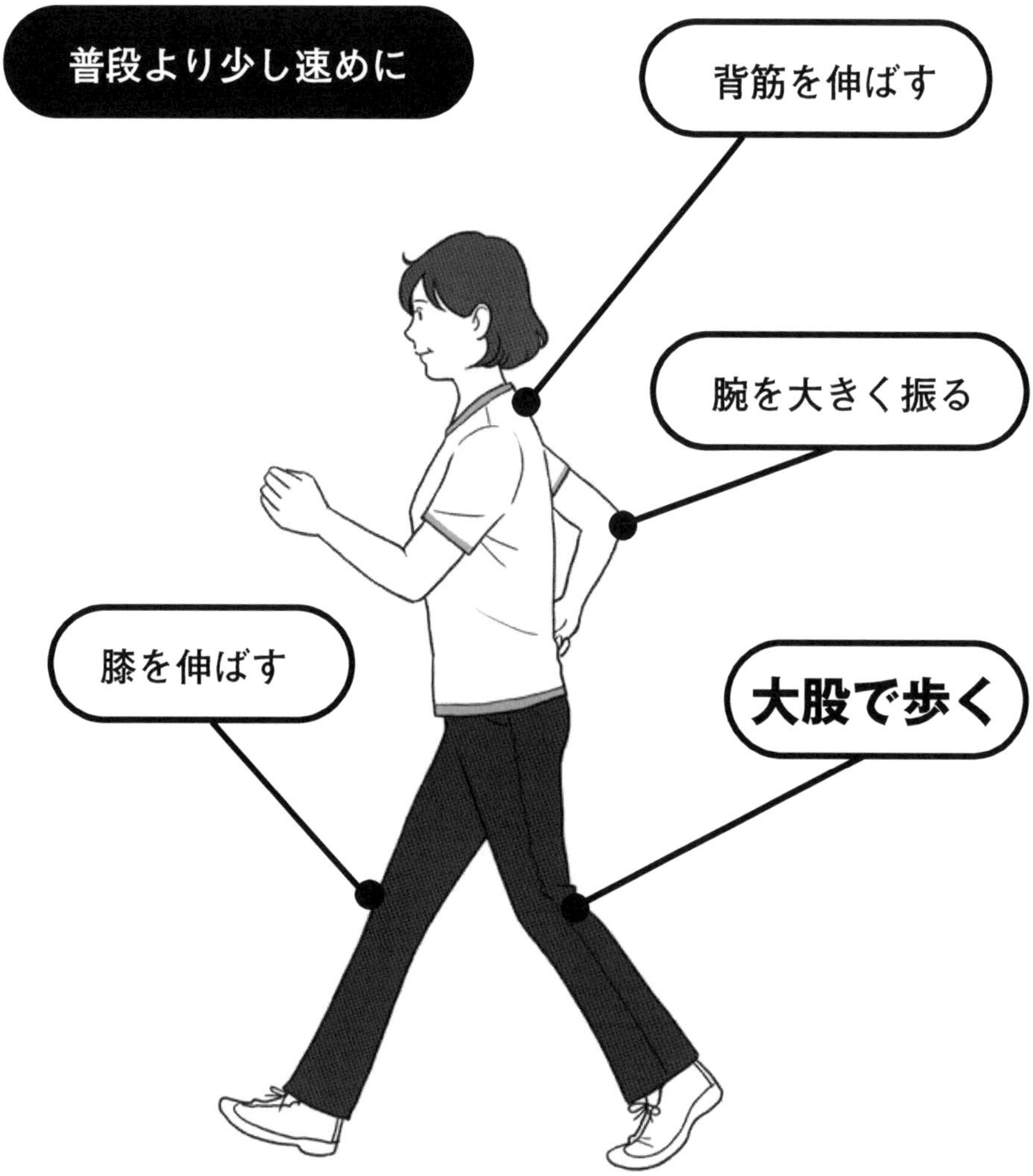
普段より少し速めに
背筋を伸ばす
腕を大きく振る
膝を伸ばす
大股で歩く

「大股で歩く」ために気をつけるべきことといえば、**「両手に何ももたず歩く」**ことでしょう。

特に速歩きをする際には、「リュックサックを背負う」「ウエストポーチを巻く」などの工夫で両手を自由にすると、上半身が動きやすく、万が一の転倒にも受け身を取りやすくなります。

毎日、続けなくてもいい

さて、この本では「毎日『8000歩／20分』を続けましょう」と提案してきました。

けれど、毎日コンスタントに「8000歩／20分」を歩く生活を続けるのは、実際のところ非常に難しいのも事実です。

そこには3つの理由があります。

1つ目は、あなたの「生活サイクル」です。

たとえば、お勤めの方であれば、「平日は毎日駅まで往復しているから目標を達成しやすいけれど、土日は家で休んでいるので難しい」と感じるかもしれません。主婦の方は「週2回は、買い物に出かける日なので、その日は1万歩くらい歩けるけれど、それ以外の日は難しそうだ」という人もいるでしょう。

曜日や用事によって、あなたのウォーキングに増減ができてしまうのです。


2つ目は、「天気・天候」です。

「8000歩／20分」は、外に出て歩かない限り、達成が難しい数字です。雨や雪が降っている日は外出がしにくいですから、あなたのウォーキングの数字は大きく減ることになるでしょう。

「いや、私は毎日『8000歩／20分』を達成するために、雨の日も雪の日も必ず歩きます！」という考えは、絶対にもたないでくださいね。雨の日、雪の日に外出すれば、風邪の原因にもなりやすいですし、視界も悪く路面もスリップしやすいので転倒の危険も高まります。あくまでも健康第一のウォーキングですので、決して無理をしないでください。

そして、３つ目は「気候」です。

私たちがもっとも活動しやすいのは、平均17℃とわかっています。

季節でいえば、春と秋です。逆に、夏と冬、とくに寒さの厳しい冬にあなたの数字がガクンと落ちるのは極めて自然なことなのです。

では、①生活サイクル、②天気・天候、③気候によって、達成できない日が出てくる状況をどうすればよいのでしょうか？

そんなときはこう考えてください。

「1週間トータルで達成できていれば、ＯＫ」
「1カ月トータルで達成できていれば、ＯＫ」
「1年間トータルで達成できていれば、ＯＫ」

図9

季節のサイクルに合わせる

春
1日8500〜9000歩
中強度20〜25分

夏
1日8000〜8500歩
中強度15〜20分

秋
1日8500〜9000歩
中強度25〜30分

冬
1日6000〜6500歩
中強度10〜15分

↓

1年間の平均　8000歩・中強度20分をクリア

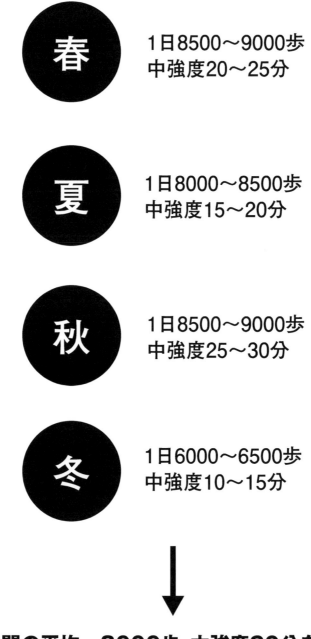

「8000歩／20分」を始めたら、まずは1週間トータルで達成することを心がけてみてください。

たとえば、水曜日に雨が降って「4000歩／5分」しか歩けなかったとしたら、土日で2000歩ずつ増やして不足分をカバーするという具合です。

次には、1カ月トータルで達成できるように意識する。

さらに次の段階として、1年間トータルで「8000歩／20分」を達成するには、119ページの図が目安になると思います。

冬は「6000歩／10分」程度まで落ち込む可能性があるので、春秋で少し多めに歩いておくのです。参考にしてみてください。

第5章

病気が治る！症状別の「歩き方」

病気予防にはボーダーラインが存在する

ウォーキングであらゆる病気を予防したい、健康を維持したいというのは多くの人の願いでしょう。あなたが気になる症状と「歩数／強度」との間には、関係性があります。病気を遠ざけるために、どの程度歩けばよいか、本章で見ていきましょう。

「歩数／中強度の活動時間」と「病気の症状」のボーダーラインとは次のようなものです。

・「4000歩／5分」＝要支援・要介護（特に寝たきり）、うつ病の予防ライン
・「5000歩／7・5分」＝（要支援・要介護、うつ病）＋認知症、心疾患、脳卒中の予防ライン
・「7000歩／15分」＝（要支援・要介護、うつ病、認知症、心疾患、脳卒

中）＋がん、動脈硬化、骨粗しょう症の予防ライン

・**「8000歩／20分」**＝（要支援・要介護、うつ病、認知症、心疾患、脳卒中、がん、動脈硬化、骨粗しょう症）＋高血圧症、糖尿病の予防ライン

病気を遠ざける歩き方を紹介する前に、大前提として1つだけ、みなさんに知っておいていただきたい法則があります。

それは「オール・オア・ナン（all or none）の法則」です。

「オール・オア・ナン」とは「すべて」か「ゼロ」かのどちらか、という意味です。

生理学の分野でよく使われます。

どういう意味でしょうか。

この法則をわかりやすくご理解いただくために、「電気刺激と筋肉収縮」の関係を先に説明しましょう。

筋肉には、「速筋」と呼ばれる白い筋肉と、「遅筋」と呼ばれる赤い筋肉がありま

す。10ヘルツ以上の電気刺激を与えると、赤い筋肉が収縮することがわかっています。

では、この赤い筋肉に5ヘルツの刺激を与えるとどうなるのでしょうか？

赤い筋肉は10ヘルツの刺激の「半分」は収縮するとお考えになるかもしれません。

しかし、そうではありません。赤い筋肉はピクリとも動きません。

では、9ヘルツの刺激ではどうでしょうか？

これも5ヘルツの刺激と同じく、ピクリとも動かないのです。9・9ヘルツでも、同じくピクリとも動きません。

電気刺激の針が「10」を指した瞬間、赤い筋肉はビクッと動くのです。

つまり、5ヘルツでも動かない（ゼロ）、9ヘルツでも動かない（ゼロ）。

10ヘルツというボーダーラインを超えて初めて「反応＝オール」になるわけです。

赤い筋肉の収縮においては、10ヘルツが「ボーダーライン」なのです。

私がこの本でお話ししてきた「8000歩／20分」、および症状別の数字にも、「all or none～オール・オア・ナン～の法則」がかなり当てはまります。

つまり、「8000歩／20分」をクリアするから高血圧症、糖尿病の予防効果があるということです。

8000歩を歩くべきところを5000歩分、歩いたから、**高血圧症の予防に「多少の効果」はあるだろうという考え方は、残念ながら誤り**ということです。

5000歩のウォーキングでは、高血圧症や糖尿病予防の効果は、残念ながらほとんど「ゼロ」なのです。

数字は、単なる数字ではありません。

予防効果が「ある」か「ない」かを分けるボーダーラインなのです。数字のもつ重要な意味を、あらためてご理解いただければと思います。

では、ここからは各症状予防別のウォーキングを解説していきましょう。

「うつ病」を予防する

うつ病は、精神的ストレスや身体的ストレスの重なりなど、さまざまな理由から脳の機能障害が起きている状態です。

脳がうまく働かないため、ものの見方が否定的になり、自分をダメな人間だと感じてしまいます。眠れない、食欲がない、一日中気分が落ち込んでいる、何をしても楽しめない……といったことが続く場合、うつ病の可能性があります。

厚生労働省が2011年に発表した「精神疾患による患者数」によれば、うつ病の推定患者数は95・8万人と見られ、精神疾患全体（320・1万人）の約30％を占めています。

そんなうつ病を予防するために最低限クリアしたい数字。それが「4000歩／5分」です。

15年にわたる中之条研究において「1日4000～5000歩・中強度の活動5

～7・5分」以上の活動をしていた人たちのグループの中に、うつ病の症状が見られる人はほとんどいませんでした。

一方で、調査対象者の中に、うつ病と診断された人たちが4・3％いました。その人たちの身体活動計グラフには、2つの明らかな特徴がありました。

1つは、1日4000歩未満しか歩いていないこと。もう1つが中強度の運動をほぼまったくしていないことでした。

では、なぜ「4000歩／5分」がうつ病予防に効果があるのでしょうか？

1つの大きな理由は、太陽の力です。

うつ病患者がもっとも多い都道府県が、秋田県です。秋田は1日の平均日照時間がもっとも短い県。これも、うつ病と太陽の関連性を物語っています。

人間は、日光を浴びることで体内のリズムを整えていきます。

うつ病の人は、日光を浴びる機会が非常に少ない。そのため、生活にメリハリがなくなり、悪循環に陥ってしまいます。

「4000歩／5分」を達成するためには、家の中だけで過ごしているわけにはいきません。歩くために、外出し、日光を浴びる機会をもつことになります。

また、中強度の運動が体温を上昇させ、よく眠れるという効果も挙げられるでしょう。うつ病の人に共通する特徴として「睡眠不足」があります。眠れないことによって症状がどんどん悪化してしまうのです。

眠れない原因の1つに、1日の最高体温と最低体温の差が小さい、ということが挙げられます。

「足腰が弱くなって外出の機会がほとんどない」「なんだか落ち込みやすくなった」と感じている人は要注意。

「4000歩／5分」を下回っていませんか？

うつ病のサインかもしれません。

もしも心当たりがあるのなら、今すぐ「4000歩／5分」以上のウォーキング生活を習慣化して、まずはうつ病予防から始めましょう。

図 10

「うつ病」を防止するための活動目標

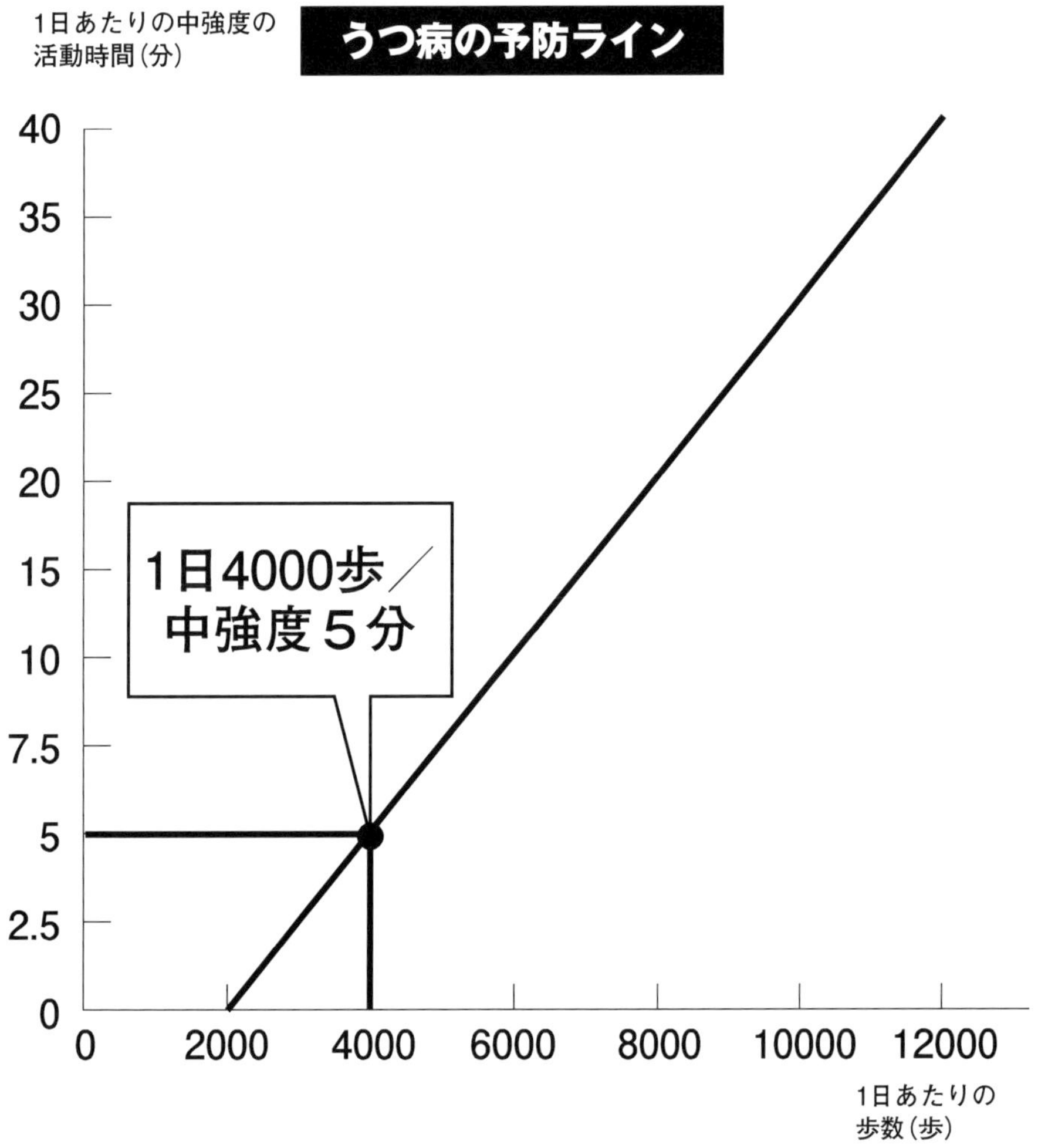

活動目標の目安

家事などの作業 2000〜3000歩 ＋ 20分程度の外出 1000〜2000歩

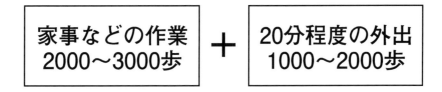

「認知症」「心疾患」「脳卒中」を予防する

歳をとるごとに大きな不安を覚える症状の1つ、それが認知症です。

実際、認知症患者数の増加には、すさまじいものがあります。

厚生労働省は、65歳以上の認知症患者数を「2020年には462万人」と発表していました（2012年の時点）。ところが、2015年には「2025年には700万人に増えるだろう」と、新たな推計数字を発表したのです。

700万人は、2025年の65歳以上人口推計の約5分の1を占める膨大な数字です。

多くの認知症については原因が不明ですが、脳血管性の認知症やアルツハイマー病は運動不足と大きく関連していると考えられています。

歩くことで、人は脚の大きな筋肉を使います。すると、脳の血流が促進され、脚の末梢からの刺激が神経を介して脳に伝わり、脳細胞を活性化してくれます。ところが、歳をとるほど歩かなくなります。その結果、脳細胞が不活性となってしまうのです。

歳を重ねるほど発症率が高くなるのが認知症の大きな特徴ですが、それはほぼ間違いなく、運動不足と関係しているのです。中之条研究では、「5000歩／7．5分」以上の身体活動の人と、それ未満の身体活動の人とでは、認知症発症率に明らかな差があることがわかりました。

また日本人の病気による死因第2位の心疾患（狭心症、心筋梗塞など）や、同第4位である脳卒中（脳梗塞、脳出血、くも膜下出血など）も、「5000歩／7．5分」以上の人と、それ未満の人の発症率には、明らかな違いがありました。

心疾患と脳卒中の発症の背景には、動脈硬化や高血圧があります。

ハードな運動が動脈硬化を引き起こすケース（第1章でご紹介した「トライアスロンで動脈硬化になってしまった」）もありますが、この身体活動レベルで起こる動脈硬化や高血圧は、主に「運動不足」によるものです。

摂取エネルギー超過のため内臓脂肪がたまり、代謝機能が不調になって高血圧になり、そのまま放置していると動脈硬化になる、というものです。

つまり身体活動量をアップし、食事のバランスを改善する必要があります。

その最低ラインが「5000歩／7・5分」なのです。

「もう何年も運動不足だ」「最近運動していない」「お腹が出ている」「最近体型が変わってきた」「階段を上っただけですぐに息があがる」

こんな自覚がある人は、毎日の生活で「5000歩／7・5分」に到達していない可能性が大。まずは、この数字をクリアする生活を習慣化させましょう。

ほとんどの人は普段の生活で1日2000歩程度は歩いているものです。

あとは「3000歩／7・5分」をどうとりこむかだけ。

散歩の時間をしっかり確保するのもよし、買い物のついでに歩くのもよしです。

ぜひ実行してみてください。

図 11

「認知症」「心疾患」「脳卒中」を防止するための活動目標

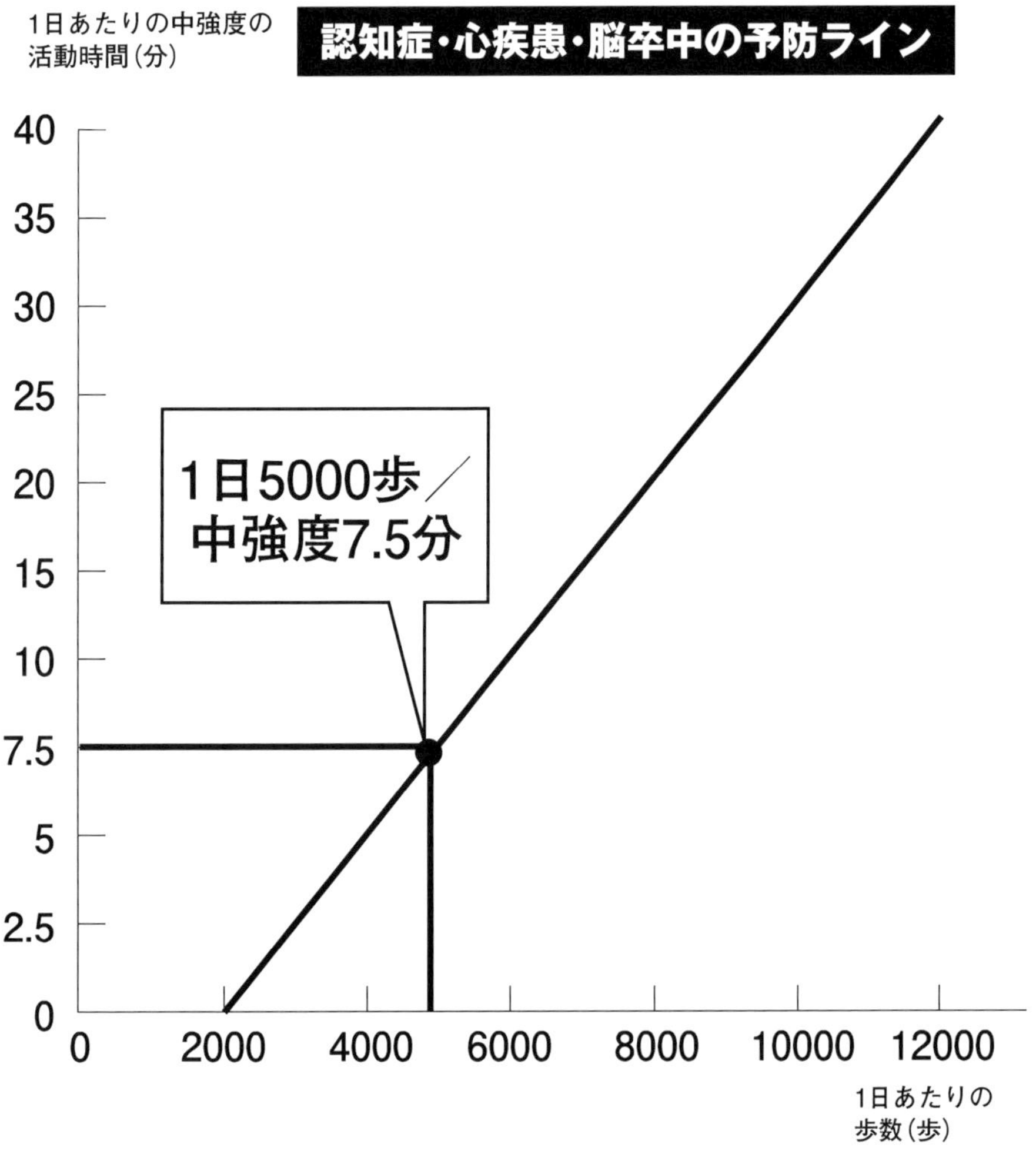

活動目標の目安

家事などの作業 2000〜3000歩 ＋ 30分程度の外出 2000〜3000歩

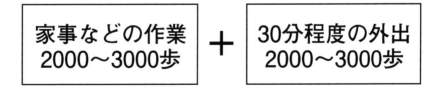

「がん」「動脈硬化」「骨粗しょう症」を予防する

日本人の死因第1位といえば、がんです。

ところが、中之条研究で「7000歩／15分」以上の身体活動を続けてきた人のがんの発症率は、それ未満の人と比べて格段に低いことがわかりました。

がんは生活習慣などさまざまな要因が重なって発症するといわれますが、運動不足も大きな要因の1つと考えられています。

活性酸素が遺伝子を傷つけると、がんは発症しやすくなるのですが、**適度な運動を行うことで、活性酸素の攻撃が弱まり、傷ついた遺伝子を回復するはたらきが高まる**からです。特に、**大腸がん、肺がん、乳がん、子宮内膜がんなどは、運動との関連が強い**と考えられています。

また、心不全、心筋梗塞、脳梗塞、くも膜下出血などのさまざまな症状につながる「動脈硬化」ですが、こちらも研究の中で「7000歩／15分」をボーダーラインとして、大きな違いがあることがわかっています。

中強度の活動にはLDL（悪玉コレステロール）を減らして、HDL（善玉コレステロール）を増やす効果があり、動脈硬化の進行を遅らせるからです。

骨の中がスカスカになり、わずかな衝撃でも骨折しやすくなる、骨粗しょう症。女性ホルモンの分泌低下が骨密度の低下を招くため、女性の発症率が高いことで知られる症状ですが、こちらについても「7000歩／15分」以上の活動をしてきた人の発症率は、それ未満の人と比べて、男女ともに10分の1未満であることが明らかになっています。

カルシウムの吸収を助けるビタミンDは、日光を浴びることにより体内で増えていきます。しかも骨は、適度な刺激を与えることで強くなったり、密度を維持できたりする特性があります。日中に外出し、中強度の運動を取り入れたウォーキングをすることで、骨密度の低下が予防できるのです。

がん、動脈硬化、骨粗しょう症……。

いずれも歳を重ねるほど発症の不安が大きくなる症状です。

「いつまでも健康でいたい」「歩き続けられる体を保ちたい」という思いが強いにもかかわらず、毎日の生活で5000歩前後の数字にとどまっているようなら、まずは「7000歩／15分」のウォーキング生活を習慣化することから始めましょう。

あなたの毎日の中に、15分、20分といった、ちょっとした「すきま時間」はありませんか？

その時間をうまく使って、1～2回、外出の頻度を増やしてみるのです。

はじめはただの散歩でもかまいません。外出が習慣になり、お出かけが気持ちよくなってきたら、次は「速歩き」でウォーキングをしてみましょう。

お金をかけずに、気持ちよく歩くだけ。それだけで、がん、動脈硬化、骨粗しょう症を予防できるのだとしたら、こんなに費用対効果の高いものはありません。ぜひやってみてください。

図 12

「がん」「動脈硬化」「骨粗しょう症」を防止するための活動目標

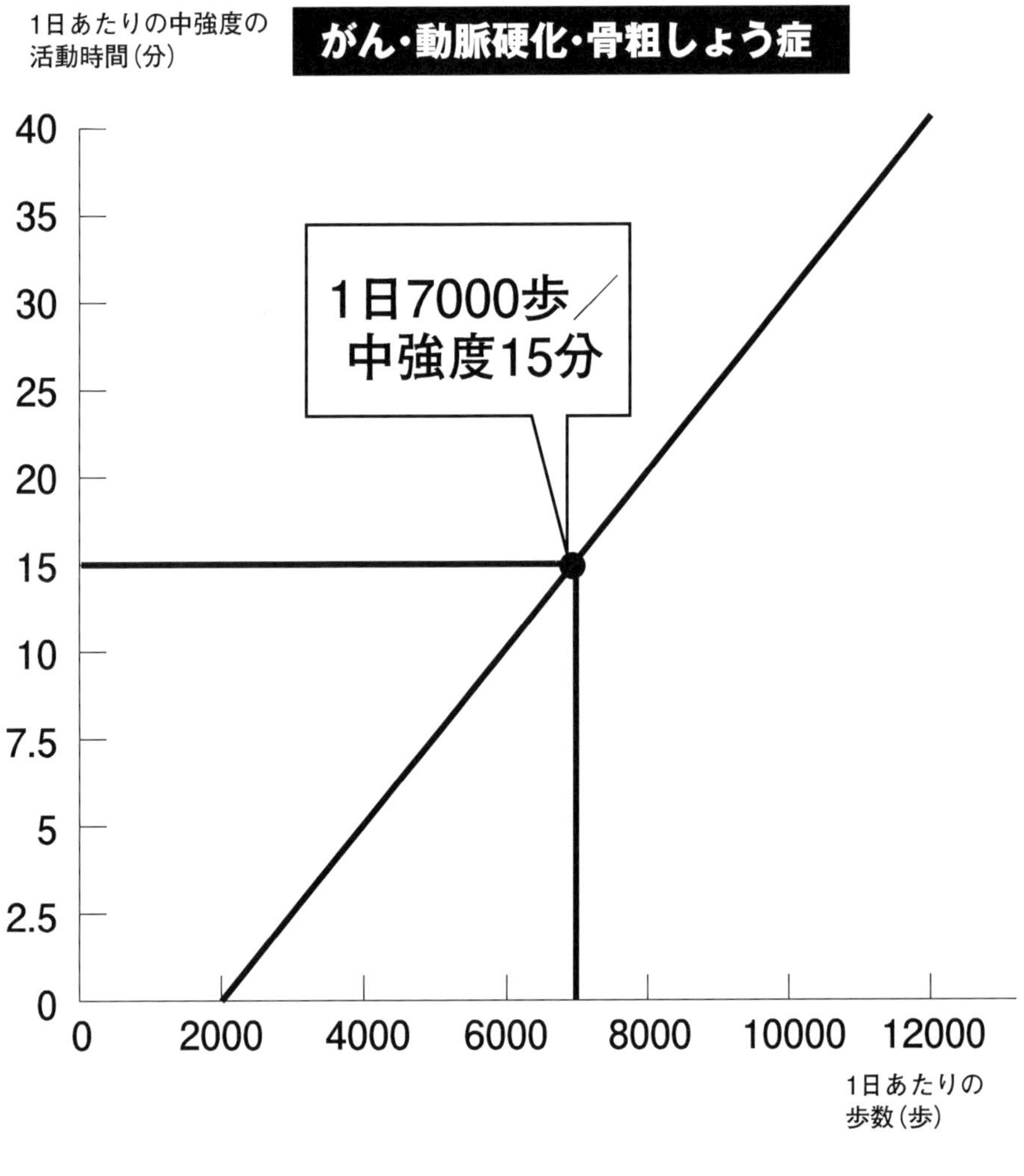

活動目標の目安

家事などの作業 2000〜4000歩	＋	50分程度の外出 3000〜5000歩

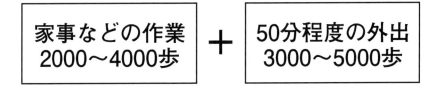

「高血圧症」「糖尿病」を予防する

高血圧症は、年齢を重ねるにつれて増えていきます。高血圧症を放置すると動脈硬化が引き起こされ、心疾患や脳卒中につながります。大病の入り口にある症状であり、体が送ってくれる重要なサインです。

高血圧症の定義は、厚生労働省の基準では、「最高血圧140㎜Hg以上、最低血圧90㎜Hg以上」。この基準に当てはめると、男女ともに50代を超えると半分以上が高血圧症だといわれています。

ところが、実際に病院で治療を受けている人は該当者の半分にも満たないようです。50代以上の人口は5000万人以上いますが、1250万人ほどが「自覚はないけれど高血圧症」という可能性があるわけです。

実際、中之条研究でも高血圧症の方が多数見られました。「5000～7000歩／7・5～15分」の身体活動を続けている人の中にも、高血圧症の人が24％、実に4人に1人の割合で存在していたのです。ところが驚くことに「8000歩／20分」以上の人の中では、高血圧症の人はほとんど見られませんでした。なぜでしょうか。

適度な運動は利尿作用を促し、体内の塩分を排出します。それが、血圧を下げることにつながります。そのラインが「8000歩／20分」だったのです。

また糖尿病も、動脈硬化、神経障害、腎症、網膜症などの合併症につながる恐ろしい病気です。糖尿病になると、血液中に過剰なブドウ糖が含まれた状態になり、長く続くと、血管が傷つき、動脈硬化になりやすくなります。

また、手足の神経に異常をきたしたり、眼の網膜や腎臓にある細い血管がむしばまれたりします。

生活に適度な運動を取り入れると、体内にブドウ糖をとりこむインスリンのはたらきがよくなり、体内が高血糖状態になることを避けられます。また、血糖値が高い場合、その値を下げることができます。

ちなみに血糖値が気になる人におすすめしたい、ウォーキングのスタート時間は「食後1時間」です。

食事をしてから1時間後に血糖値がピークに達するので、そこから運動をすることで血糖値が下がりやすくなるからです。全国の病院で行っている糖尿病の運動療法も、食事から1時間後に開始されています。絶対に避けていただきたいのは、食事前の空腹でのウォーキングです。低血糖状態を招く危険性があるからです。

「8000歩/20分」のウォーキング生活を行うことで、要介護の予防、うつ病予防、認知症予防、心疾患予防、脳卒中予防、がん予防、動脈硬化予防、骨粗しょう症予防――さらに高血圧症予防、糖尿病予防ができるのです。

「8000歩/20分」のウォーキング生活は、身体活動計1つですぐに始められる手軽な健康習慣です。結果として手に入る価値は、数字に表すことができないほど、大きなものだと思いませんか?

図 13

「高血圧症」「糖尿病」を防止するための活動目標

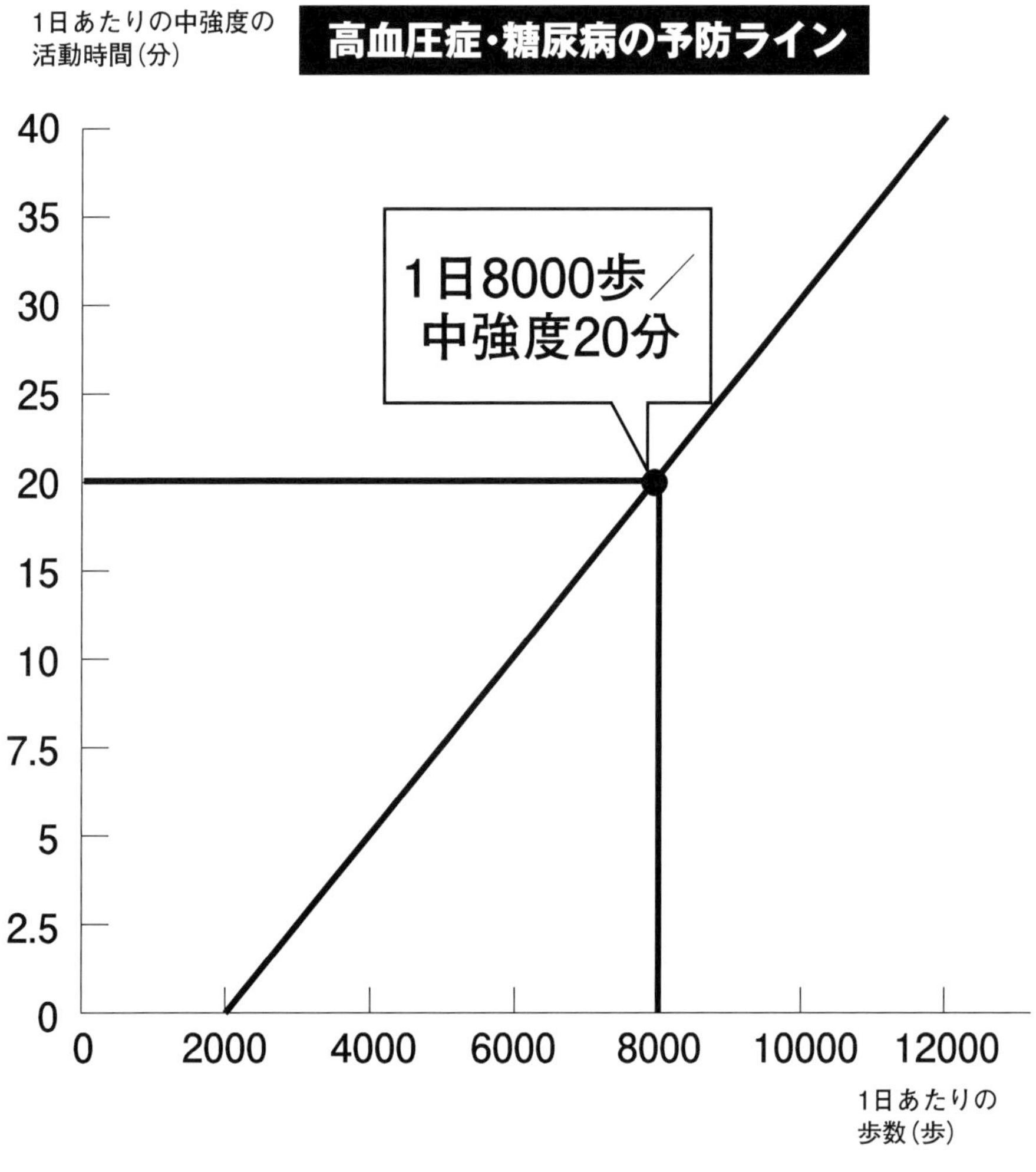

活動目標の目安

家事などの作業 2000～4000歩	＋	1時間程度の外出 4000～6000歩

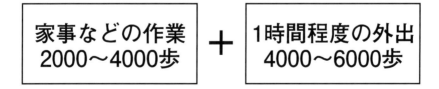

「メタボリックシンドローム」を予防する

「8000歩／20分」こそ最適な数字というお話をしてきましたが、メタボリックシンドロームの予防に限っては、少し高めの数字の達成が必要です。

その数字が「1万歩／30分」。

メタボリックシンドロームとは、内臓脂肪症候群のこと。略して「メタボ」と呼ばれます。内臓脂肪型肥満を共通の要因として高血糖、脂質異常、高血圧が引き起こされた状態で、こういった症状が重複した場合は、心筋梗塞、脳卒中など命にかかわる病気を招くことがあります。

①内臓脂肪の蓄積度を表すウエストサイズ「男性85センチ以上、女性90センチ以上」

②血圧が「最高血圧130㎜Hg以上、最低血圧85㎜Hg以上のいずれかまたは両方」
③血糖値が「110㎎／dl以上」
④脂質異常「HDLコレステロール40㎎／dl未満、中性脂肪150㎎／dl以上」

①が該当し、さらに②〜④のうち2つが該当すると、メタボと診断されます。
10年以上前に実施された2004年厚生労働省の「国民健康・栄養調査」の時点で、40〜74歳のうち約940万人がメタボの疑いありと推定。メタボ予備群（先の①および②〜④のうちの1つだけ当てはまる人）は約1020万人と推計されています。

40〜74歳の男性の2人に1人、女性の5人に1人が、メタボ・メタボ予備群です。この数字は、国を挙げて積極的に改善に取り組まない限り、増えることはあっても減ることはないでしょう。

ただし、私たちにとって幸いな点があります。メタボは悪い生活習慣の積み重ねが原因で起こるため、生活習慣を改善しさえすれば、比較的簡単に改善できます。

もしもあなたがメタボ、あるいはメタボ予備軍に該当していたなら、今すぐに「1万歩／30分」のウォーキング生活を目指しましょう。

「4000歩／5分」→「6000歩／10分」→「8000歩／20分」といったように、2カ月かけて2000歩ずつ増やしていくイメージで「1万歩／30分」を目指します。

「1万歩／30分」をしばらく続けてメタボから脱出したら、「8000歩／20分」のウォーキング生活に戻してください。

中之条研究では、「1万歩／30分」以上の人の中に、メタボの人はほとんどいませんでした。この予防ラインを満たすと、血圧や血糖値が下がり、メタボ状態が改善されることがわかりました。さらに「8000歩／20分」以上の身体活動を続ける75歳以上の人たちの中に、メタボの人はほとんどいませんでした。

つまり、あなたが75歳以上なら「8000歩／20分」で、メタボ予防も可能と考えてよいと思います。

図 14

「メタボリックシンドローム」を防止するための活動目標

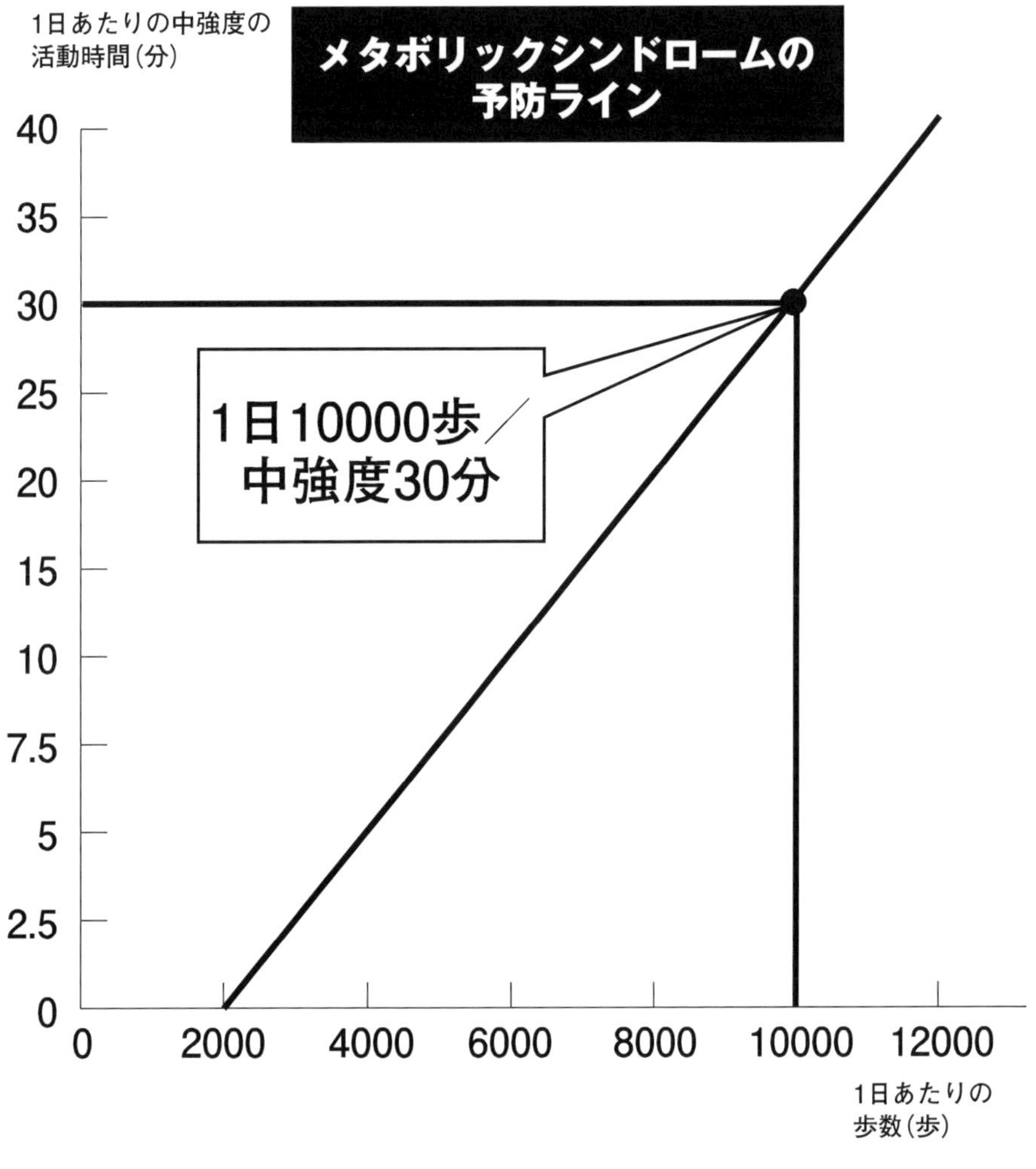

活動目標の目安

家事などの作業 2000〜4000歩	＋	1時間20分程度の外出 6000〜8000歩

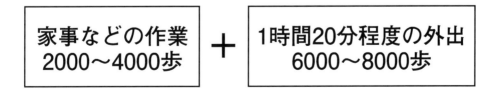

第6章

ズボラでも続く！生活にとりこむ「ウォーキング」

ズボラな人はどうすればいいか

ここまで「強度」に注目したウォーキングの効果を紹介してきました。これだけ健康維持・増進に効果のある運動をやらない手はありません。

しかし、頭ではわかっていても、いざやろうとすると続かないのも事実。本章では、ズボラな人、意志が弱い人でもウォーキングを続けられるコツをご紹介します。

はじめに結論からお話しすると、コツは「生活にとりこむこと」です。**理想は、ウェアに着替えて、ウォーキングに出かけずに目標値を達成すること。**生活の中にとりこむウォーキング、さっそく見ていきましょう。

もっとも効果のある時間帯とは?

「朝起きてすぐのウォーキングだけは避けてください」

私は第3章でそんなお話をしました。

なぜかというと、「起きて1時間以内がいちばん危ない」からです。

人間は、夜寝ている間に体温調節のために汗をかきます。その量は、ひと晩でおよそ500mlといわれています。

「寝苦しい夏は汗をかいているけれど、それ以外の季節は汗をかきません」と思った方もいらっしゃるかもしれませんが、それは間違いです。冬の寒い季節でさえ、500mlほどの汗をかいています。熱帯夜では、さらに多くの量の汗をかいているのです。

つまり、朝起きた時、人の体は「カラカラの状態」なのです。

水分がカラカラの状態ということは、血液がドロドロの状態ということです。

そんな状態で、いきなり運動を開始するとどうなるでしょう?

心疾患や脳卒中が起こるリスクが高くなります。事実、脳卒中や心疾患の発症を時間帯別に見ると、午前中に集中しているのです。脳卒中や心疾患を予防するための「8000歩／20分」ウォーキングなのに、ウォーキングを機に病気が発症してしまったら本末転倒。ですから、あなたの健康を維持するために「起きて1時間以内」のウォーキングは避けていただきたいのです。

よくこんな質問をいただきます。

「私は起きてすぐに500mlほどのお水を飲んでからウォーキングをしています。それなら大丈夫でしょうか？」

朝起きてすぐにお水を飲むこと自体は非常によいことなので、これからも続けていただきたいのですが、それでも「起きて1時間以内」のウォーキングは避けてください。その**水が小腸に届くまで、最低でも20分くらいはかかるから**です。

余談になりますが、お水の「飲み方」についても少し触れておきましょう。

【朝起きてすぐ】

朝起きた時のお水の飲み方で、みなさんにおすすめしたい方法があります。

それは、500ml（コップ2～3杯）の水を、できる限り一気に飲むこと。「流れ込んだ水の勢いで小腸を押す」イメージで飲んでいただきたいのです。実際に勢いよく流れ込んだ水の重みで小腸が刺激され、小腸の動きが活発になります。

【夜寝る前】

睡眠中に500ml前後の水分が汗として体外に出ていきます。

ただし、あまり飲みすぎるとトイレに行きたくなりますので、その一部を補うという意味で300ml前後の水分を寝る前に補給しておくとよいと思います。

また、冷たい水は体を冷やすことになります。常温の水を飲むことをおすすめします。

健康を崩す人生のターニングポイントとは？

「『8000歩／20分』のウォーキング生活を始めるよいタイミングってあります

か？」

ときどきそんな質問を受けることがあります。

答えは「今日からすぐ！」なのですが、もう1つお答えを用意しています。**「大きなライフイベントがやってくるなら、その前から準備しておきましょう」**ということです。

ライフイベントとは、人生の転機のこと。入学、卒業、就職、結婚、引っ越し、転勤、転職、退職……が挙げられます。

お勤めの方にとっての大きなライフイベントの1つが「定年退職」です。退職前と退職後では、生活サイクルがまったく変わってしまうことはよくあります。「勤めていた頃は駅までの行き帰りを歩き、日中も打ち合わせなどで外出していた。しかし退職した途端、外出する機会が一気に減ってしまった」

そんなケースを非常によく耳にします。

実は、ライフイベントを機に、健康を害したり、病気になってしまったりする人がとても多いのです。ですから、定年退職のように来ることがわかっているライフイベントに関しては、その後も「8000歩／20分」のウォーキング生活が続けられるよう、今のうちから準備をしておきましょう。

ライフイベントの中には、定年退職のように日取りが決まっているものもあれば、ご家族のケガや病気あるいは死去など、不意に訪れるものもあります。

特に男性は、奥様に先立たれると無気力状態に陥り、健康状態が一気に悪化する傾向があります。

深刻なお話をしてしまい恐縮なのですが、ライフイベントにまつわる痛みを、私たちは避けて通ることができません。

そんな中でも、少しでも多くの人たちに生涯にわたる健康を維持していただきたいと私は思っています。ご自身の力で気力・体力を取り戻す術として、私はみなさんにウォーキングを活用してもらいたいと強く願っているのです。

ウォーキングを続ける5つのコツ

では、ウォーキングを長く続けるためのコツには、どんなものがあるでしょうか。

ここでは、全国の体験者からの実例をもとに、いくつか紹介していきましょう。

①活動記録を「見える化」する

毎日の「歩数／中強度の活動時間」を、グラフなどにして「見える化」するのはおすすめです。

たとえば、カラフルなペンを使い、毎日の積み重ねを手描きで棒グラフにしてみます。一昨日は８０００歩／20分、昨日は７０００歩／15分、今日は……と棒グラフを描いていきます。

もちろん、パソコンを使って作ってもよいでしょう。

「８０００歩／20分」ペースを１カ月維持できたら、あなたは30日で「24万歩／10

時間」のウォーキングをしたことになるのです。

素晴らしい記録だと思いませんか？

その素晴らしさを、ぜひ「見える化」して楽しんでいただきたいのです。棒グラフを作るのが苦手な人は、カレンダーにシールを貼ったり、〇印をつけたりするだけでもＯＫです。**「目標を達成した日は、カレンダーにシールを貼る」**などと決めて、目標達成を楽しむのです。

作ったグラフや、シールや〇印のついたカレンダーは、家族の目につくところに貼っておくのもいいでしょう。それを見た家族が「頑張ってるね！」と応援してくれたら、さらに楽しく頑張れるはずです。

②一緒に頑張る仲間をつくる

「一緒に頑張る人がいる」というのは、長く続けるコツの1つです。

たとえば、友人・知人が集まりやすい集会場があるとします。

友人・知人とウォーキングの会を結成し、週に何度か集会場に集まり、楽しくおしゃべりをして散会する——といった具合に、ゆるやかな集まりを結成して一緒に頑張るのもおすすめです。

あるいは、夫婦2人で一緒に家を出て、それぞれのペースで歩いて帰ってくるというふうに、家族と一緒に頑張るのもおすすめです。

この時、ポイントが2つあります。

1つは、「**ルールを厳しくしないこと**」です。

一緒に頑張る相手が「今日は無理」「歩けない」といった日もあります。その時に「なぜ約束を守れないの？」とイライラしてしまったら健康によくありません。お互い強要しない・されない関係で続けることが大切です。

もう1つは、「**自分のペースで速歩きをすること**」です。

この本で何度も述べてきたように、どれくらいが中強度なのかは、個人差があります。同じ体力の人同士ならば、一緒に歩くことをおすすめしますが、体力差がある人同士の場合、自分の中強度がキープできるように別々に歩くようにしてください。一緒に出発して、速歩きの時は別々で歩く。そして、同じ場所にゴールする、というご夫婦の方もいらっしゃいました。

ともあれ、一緒に頑張ると共通の話題が生まれます。「夫婦で一緒に取り組むようになって会話が増えました！」という声もたくさんいただいています。ぜひ身近な仲間を見つけてみてください。

③身体活動計の「バンザイマーク」を励みにする

すぐ仲間を見つけられない人もいるでしょう。そんな人は、身体活動計を味方につけてみましょう。

身体活動計は、身につけているだけで「歩数／中強度の活動時間」が記録できるすぐれものですが、それ以外にもおすすめしたい点があるのです。

それは、「励ましてくれる」ことです。

どういうことかといいますと、いくつかのメーカーの活動計は、こちらが入力した目標数値に到達すると、液晶画面にメールの絵文字のような「バンザイマーク」が表示されるのです。

「そんなささやかなことで続けられるものなの？」

と思う人もいらっしゃるかもしれません。しかし、これが非常にうれしいものなのです。頑張って行動したら、すぐにバンザイマークでほめられる。また頑張ったら、すぐにほめられる……このような行動と報酬の関係を専門用語で**「行動強化」**と呼びます。実際、バンザイマークを見るために、毎日楽しく頑張れている人がたくさんいます。

④「足踏み」でもOKと軽く考える

この本を読んでくださった方の中には、「1日『8000歩／20分』の必要性、重要性はよくわかりました……。でも、忙しすぎて、今の自分には週末くらいしか歩ける時間がありません」という人がいらっしゃるかもしれません。

では、7日間分「5万6000歩／2時間20分」を、週末の土日、たった2日間でカバーしたほうがいいのでしょうか？

それはやめてください。

歩きすぎにより、免疫力が低下してしまいます。

まずは土日の2日間で「8000歩／20分」ウォーキングをしてみてください。その上で、それ以外の平日も、できる限り「歩数／中強度の活動時間」を伸ばす工夫をしてみてください。

つまり、**「週末ウォーカー」**からスタートすればよいのです。

また、「雨が降ると、数字がまったく伸びません。雨の日が数日続くと、『もういいや』という気になってしまいます。梅雨の時期はどうすればいいんですか？」という声もいただきます。

その場合は、**「足踏み」でいい**のです。

足を大きく上げて、その場で足踏みをしましょう。テレビを見ながらでもできるので、雨の日でも続けられます。

⑤ポールウォーキングは、おすすめウォーキング法の1つ

この本で提案している歩き方は「大股で歩くことを意識しながら速歩きすればそれでOK」という、誰にでもすぐに取り組めるとても簡単なものです。

しかし、中には「しっかり本格的に歩きたい」という人もいると思います。

そんな人におすすめしたい1つの方法は、「ポールウォーキング」です。

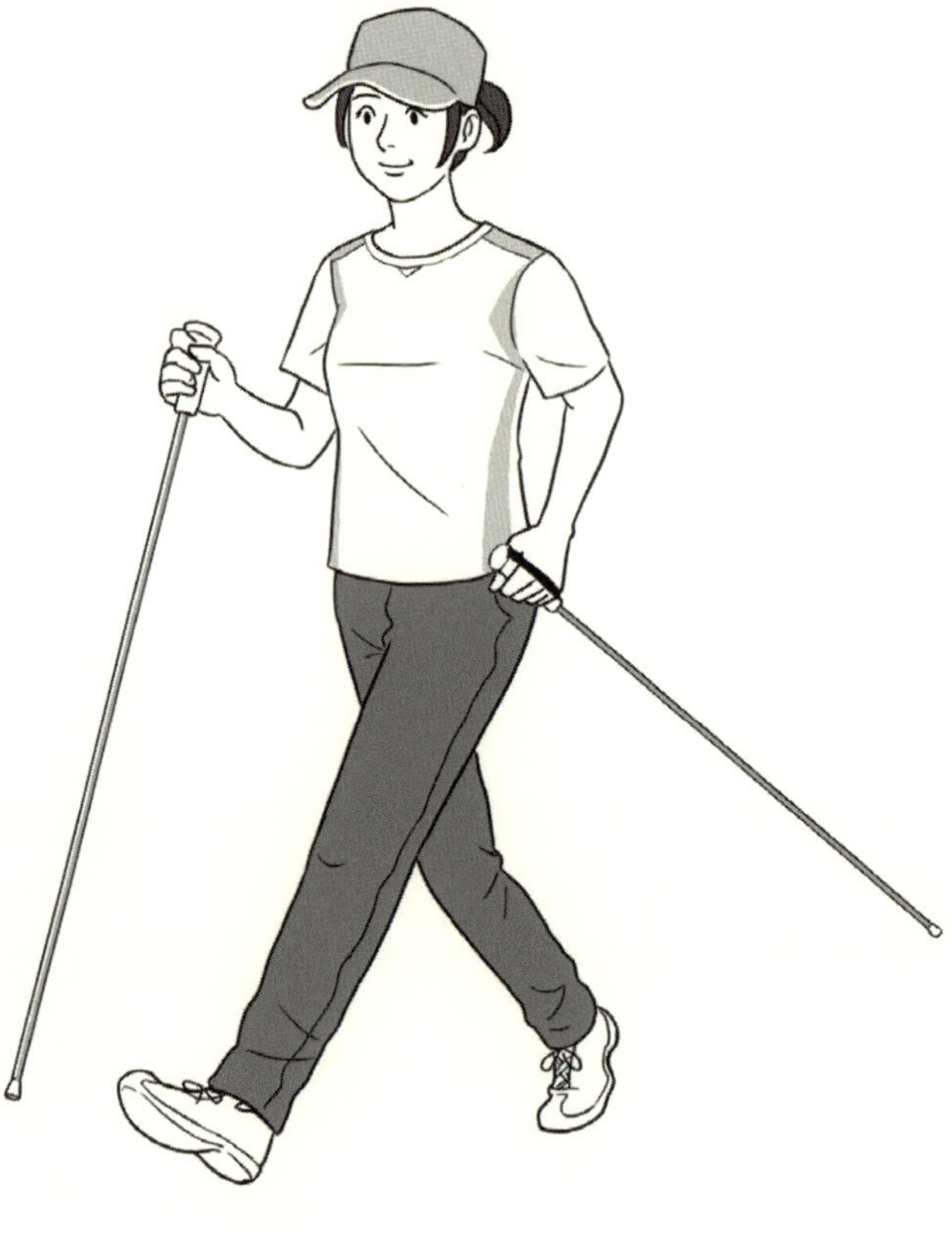

ポールウォーキングは、スキーのストックのような専用ポールを両手に持って歩きます。正しい姿勢のまま歩幅を広げてバランスよく歩けるようになりますし、上半身も積極的に動かすことで全身運動となり、エネルギー消費量もアップします。また、ポールをつきながら歩くので転倒しにくい。日本ポールウォーキング協会もあり、日本でも徐々に広まりつつある運動です。

食事だけでは、健康になれません

運動と食事についても、少しだけ触れておきましょう。

生涯の健康を維持するためには、「ほどほどの運動」と「ほどほどの食事」の2つがとても重要だと私は考えています。

そして、「ほどほどの運動」を表す数字が1日「8000歩／20分」なのに対して、「ほどほどの食事」を表す数字は毎食「腹八分目」であると考えています。

「食事」だけで体重コントロールや血圧コントロールを行おうとする方がいらっ

しゃいますが、おすすめできません。

たとえば、カロリーを抑えた食事を続ければ、体重は減りますが、本来減らしたかったはずの余分な脂肪は減らず、健康維持に必要な筋肉が急激に減少してしまうからです。

中強度の運動を取り入れた「ほどほどの運動」は、体へ適度な刺激を与えます。刺激＝重力に逆らった上下運動と言い換えてもよいのですが、この刺激がないと骨や筋肉はあっという間に衰えてしまいます。

無重力状態は、刺激が与えられない状態です。

宇宙飛行士が1週間宇宙をフライトして帰ってくると3割ほど筋肉や骨が減っているというデータもあるようですが、毎日の適度な刺激は私たちの体にとってそれほど重要なものなのです。

ですから、適度な刺激を与える「ほどほどの運動」を行わずに、「ほどほどの食事」だけに頼るのは、やめたほうがよいと思います。「ほどほど」に体を動かし、「ほどほど」に食べる毎日を心がけましょう。

地方行政が次々と力を入れ始めた

ここ最近、日本全国の地方自治体の方々が「8000歩／20分」ウォーキングの重要性に、注目し始めました。

和歌山県、長野県、秋田県、神奈川県横浜市、山口県山口市、兵庫県神戸市など、さまざまな自治体で私の意見を取り入れてくださり、高齢者の健康づくりが推進されています。

和歌山県は、田辺市、紀の川市、海南市などで「8000歩／20分」ウォーキングによる健康づくりに取り組んでくれています。

和歌山県の場合、みかんが名産ですから、農業に従事されている方がたくさんいます。ところが、農作業というのは、同じ姿勢を保ちながら動く「静的な運動」が中心。筋肉を伸び縮みさせず、静止した状態でいる時間が長いため、血流が滞り、慢性的な疲れがたまりやすくなります。糖尿病や高血圧症に悩まされる可能性も高くなります。
それに対して「8000歩／20分」ウォーキングは全身を使って動く「動的な運動」なので、筋肉も適度に収縮し、血流もよくなります。

また警察庁も、免許更新の際のチェック項目の1つとして「歩く」ということに注目しています。

「この人は運転しても大丈夫か」を調べる検査としては、視力検査があります。動体視力もチェックしています。

しかし、それだけでは、不十分だと感じているようです。

なぜなら近年、高齢のドライバーが高速道路を逆走する、アクセル操作やブレーキ操作を誤るなどの事故が増えているからです。

そうしたことが起きる可能性について、チェックする指標として「歩く」を使えないか――そこで私も相談をいただいています。

「歩いてみれば、その人の健康度がひと目でわかる」

まさにそのとおりです。体力も、反応力も、筋力も「歩き」を見ればすぐにわかります。「歩く」が免許更新の際のチェック項目に採用されるかどうかはわかりませんが、とても素晴らしい視点だと思っています。

奈良県知事との奇跡的な出会い

このように、全国各地で「8000歩／20分」ウォーキングに取り組んでいただいていますが、先進事例として紹介させていただきたいのが、奈良県です。

私はある日、NHKの『おはよう日本』というテレビ番組に出演し、健康づくりの重要性に関してコメントをしていました。番組は関東だけの放送だったのですが、たまたま東京に来ていた奈良県知事の荒井正吾氏が番組を目にし、私にコンタクトを取ってくださったのです。

奈良県は専業主婦率・日本一に象徴されるように、家事中心で屋内にとどまりがちな生活習慣があるそうです。そのため、特に女性の健康寿命（健康上の問題がなく日常生活を普通に送れる状態）が比較的短いという問題意識を抱えていました。そういった状況もあり、知事は私のこれまでの研究や今後のビジョンに非常に興味をもってくださったのです。

2014年1月、奈良県は近鉄百貨店・橿原店内に「奈良県健康ステーション」を開設、私はアドバイザーに就任しました。

この健康ステーションを拠点として、県を挙げて「おでかけ健康法」として「8000歩／20分」ウォーキングによる健康づくりが推進されています。

健康ステーションには、誰もが無料で気軽に立ち寄ることができます。最新の健康機器があり、血管年齢や骨健康度や血圧を測ることができますし、身体活動計の2週間無料レンタルも行っています。また、健康サポーターが常駐し、健康づくりのお手伝いをしてくれます。今では多くの人たちが集まる「健康的な憩

い の場」として、機能しているのです。

喜びの声、続々!

2015年3月、「奈良県健康ステーション開設1周年記念イベント」がありました。私は、アドバイザーとして「8000歩/20分」ウォーキングの重要性をあらためてお話ししました。

会場のホールは、なんと立ち見が出るほどの満席状態でした。

私の長年の研究が決して間違いでなかった、多くの人たちの幸せにつながっているんだ、そう再確認できた瞬間でもありました。

特に心震えるような感動を覚えたのは、「私のおでかけ健康法」と題して4人の方が、ご自身の取り組みを発表してくださった時でした。

体脂肪5%減! お金もかからずに続く

ある女性は、退職してから、体重が増えたことをきっかけにプール教室に通うものの、長くは続かなかったそうです。毎週、決まった時間に通わなければならない制約が、彼女の生活に合わなかったのです。

「ひとり暮らしなので、自由に時間は使えるだけに、ついだらけてしまう。生活態度を改めなければと思っていた時に、ウォーキングを知ったんです」

計測をすると、それまでの彼女の生活は「4000歩／9分」。

そこから毎日の買い物、カラオケなど外出の機会を増やし、できるだけ歩数を増やしました。そして今では「8000歩／20分」の生活習慣が定着しています。

「目標を達成すると身体活動計の画面に表れるバンザイマークに励まされ、頑張れています」とのこと。

おかげで**体脂肪は29%↓24%に減少、旅行先で歩き回っても疲れない体になりました。**

特に私の印象に残ったのは、会場のみなさんに呼びかけた言葉です。

「この健康法は何よりもお金がかかりません。そして、医学博士である青柳先生の長年の研究に基づいていています。だから、みなさんにもおすすめしたいんです」

「この研究を続けてよかった！」と心から思えた瞬間です。

介護のストレスも解消！　高血圧も完治

別の女性は、ウォーキングに取り組んで1年。

12年間、自宅でお母様の介護をしていらっしゃる方でした。

「母は、私がそばにいないと探すんです。だから、外出しても落ち着かず、家での生活が中心でした」

と語る彼女。自分の時間は、長年続けているコーラスの時間くらいだったといいます。

やがて彼女は、高血圧に悩まされ始めます。

時には血圧が180に至ることもあり、医師からは「ストレスが原因です」と言われたそうです。うつ病になるのでは、という悩みも抱えていました。

「そんな時、この健康法がうつの予防になると知って、取り組み始めたんです」

そう彼女は言いました。

始めた頃は「9000歩／14分」だったとのことですが、「とにかく家で歩き回ることにしました。母に何度も呼ばれるのですが、『歩数が稼げる』と前向きに思えるようになったんです」と話してくれます。

そして、課題だった中強度の運動については、

「週に2日、午前中に母がリハビリに出かけます。以前は家事の時間に充てていましたが、今は外に出て速歩きをしています」

とのこと。ウォーキングに取り組む1年前に脳梗塞となり入院したものの、退院後に実践。**「今では血圧も下がり、体調も安定しています」**とのことでした。

「介護生活はしんどいですが、すきま時間を見つけて外に出る気分になり、毎日小さな充実感を感じられる。その小さな充実感がうれしいんです」

ウォーキングは、**親の介護による見えないストレスも解消してくれる**、明るい材料にもなり得るのだと気づかされた事例です。

リタイア後の人生の目標に！　妻との会話も増える

ある男性の方は、取り組み始めて6カ月。

退職前に不整脈と診断され、たばこをやめたのですが、それが原因で暴飲暴食に。

体重が80キロまで増えてしまったそうです。

退職後、夫婦で栄養教室に行き、奥様の健康的な食事のおかげで体重は73キロまで戻ったものの、「食事だけでは、筋肉は落ちるが脂肪が落ちない」という悩みを抱えてしまいました。

そんな時に「8000歩/20分」のウォーキングを知り、奥様と一緒に実践を始めたそうです。

開始前は「5000歩/20分」の生活でしたが、今では「8000歩/20分」の理想的な生活を送っています。

「買い物は、妻と2人で歩いて行き、空き時間ができたら、近くの公園を1周します」

「退職した時、これから毎日家で何をすればいいのか考えたこともありました。でも今は違います。活動量を増やすための外出が、毎週、毎月のスケジュールに組みこまれているからです」

という話を聞き、**ウォーキングが、人生の転機に役立っている**ことを実感しました。

「夫婦の共通の話題があることで会話も増えるんです」というお話も、退職後のご夫婦ならではの感想で、とてもうれしく感じました。

転倒がなくなり、念願だった旅行も！

最後に、取り組んで10カ月の女性の話です。

開始前は「5000歩／7分」の生活を送っていました。

この女性は、「歩く」ことにとても関心があり、さまざまな方法を試みてきたそうです。

しかし、どれも長続きしませんでした。

友人とのウォーキングも、友人が膝を痛めたことをきっかけに、続きませんでした。主婦仲間との夜の散歩は、会話ばかりであまり運動している実感がもてませんでした。

やがてお孫さんの保育所の送り迎えを車ですることになり、歩く時間が減っていったそうです。

ところが、歩かなくなってしばらくすると、よく転ぶようになりました。

その頃、「8000歩／20分」のウォーキングと出会います。

お孫さんの送迎やボランティア活動、犬の散歩をうまく生かして、とにかく歩く工夫をしました。

今、彼女はさまざまな場面で、体力が維持できていることを実感するそうです。

「以前は犬に引っ張られていましたが、最近は犬を引っ張るようになりましたね。それに、旅行の翌日は寝込んでいましたが、それもなくなりました」


「健康をくれるお守りです！」


私は奈良のイベントで、1人の女性が告げてくれた言葉が、忘れられません。

「奈良県健康ステーション開設1周年記念イベント」終了後、1人の女性が私のもとに歩み寄ってきました。そして、ペンダントのように首からぶら下げている身体活動計を見せてくれながら、うれしそうに、こうおっしゃいました。

「今日はありがとうございました。**先生の『8000歩／20分』ウォーキングに出会って、人生が変わりました。**私にとって、この身体活動計は、お守りです。しかも健康祈願じゃなくて、実際に健康をくれるんです。とても御利益のあるお守りですね」

人が生涯健康であり続けるためには、どのような生活を送ればいいのか？

あまりに壮大なテーマではありますが、その一つの答えがここにあります。

多くの方が実践し、実感している「健康で長生きするための、生活習慣」。

「歩き方を変える」ことで手に入れることができるのです。

ぜひあなたも、試してみてください。

次はあなたの番です

最後に、「奈良県健康ステーション開設1周年記念イベント」に参加してくださったみなさんからイベント終了後にいただいた感想を掲載させていただきます。

実際、体験された方のリアルな声です。

「体重は4kg減ったし、血圧も20㎜Hg下がった。続けることが大切！」

「いつまでも健康でいるために、この健康法を続けていきたい」

「現在82歳だが、心身ともに健康で毎日うれしく思っている」

「主人を誘って3カ月、ともに頑張っている」

「データを見るのが毎日楽しみ。続けていきたい」

「糖尿病なので、今後も測定をしながら健康に努めたい」

「計測するようになって、ウォーキングに積極的になった！」

「先日も内科医に血液がよくなっていると言われた。２カ月で効果が出てきていると知った」

「70歳だが、脚が治った」

「短い期間だけではなく、30年後も続けていくことが大切なんだとあらためて思った」

「自分と同じ考えでやっている仲間がいるので、自信をもって続けられる」


人生を健康に楽しく、過ごすために。

家族と笑って暮らすために。


１人でも多くの方に、「８０００歩／20分」ウォーキングと、健康効果を感じてもらえれば、著者としてこれ以上の喜びはありません。

おわりに

本書のまったく新しいウォーキングはいかがだったでしょうか？

第6章の最後にご紹介した「奈良県健康ステーション開設1周年記念イベント」での感想に、こんな声もありました。


「71歳、今からでも遅くないと思いました」


歳をとったり、長い間運動から遠ざかったりすると、どうしても外に出ることがおっくうになりがちです。

しかし、そんなときでも5分だけ外に出てみてください。

最初は、8000歩に達しなくてもかまいません。日光に当たることで、体が、気持ちが変わることを実感できるのではないでしょうか。

始めるのに、決して遅すぎることはないのです。

全国で起きている「8000歩／20分」ウォーキングの経験談が、それを物語っているのです。

最後に、私の研究に多大なる協力を寄せてくださった方々にここで感謝を申し上げます。とくに中之条町の方々5000人のご協力なしに、この「奇跡」は起こせませんでした。また、効果を実感し、感想を寄せてくださった奈良県の健康ステーションをはじめとした全国の実践者の方々、恩師シェパード博士にも感謝します。

本書が、一人でも多くの人の、明るく健康な人生を送る一助となれば、それに勝るものはありません。

東京都健康長寿医療センター研究所副部長　青柳幸利

著者略歴

青柳幸利（あおやぎ・ゆきとし）

東京都健康長寿医療センター研究所 運動科学研究室長

1962年、群馬県中之条町生まれ。筑波大学卒業。トロント大学大学院医学系研究科博士課程修了、医学博士取得。

群馬県中之条町に住む65歳以上の全住民5000人を対象に、15年以上にわたり、身体活動と病気予防の関係についての調査を実施（中之条研究）。そこから導き出された「病気にならない歩き方の黄金律」は、世界中から「奇跡の研究」「中之条の奇跡」と称賛を浴びるほどの画期的な成果をもたらした。

現在は、高齢者の運動処方ガイドラインの作成に関する研究に従事し、国家的・国際的プロジェクトに主要メンバーとして関わっている。

研究結果をもとにした健康法「メッツ健康法」が、各自治体（奈良県をはじめとして和歌山県、群馬県、神戸市、横浜市など多数）に導入されたほか、大手企業の健康保険組合、警察庁などにも健康づくりの指標として取り入れられている。

NHK「あさイチ」「おはよう日本」「ためしてガッテン」などのテレビ番組や、各新聞、雑誌で「まったくあたらしい健康づくり」として取り上げられ、話題を呼んでいる。年間50本以上の講演を行うなど、全国各地からの引き合いも多い。

著書に『なぜ、健康な人は「運動」をしないのか？』（あさ出版）など多数。

【大活字版】

やってはいけないウォーキング

2018年4月15日　初版第1刷発行

著　者　青柳幸利《あおやぎゆきとし》

発行者　小川 淳

発行所　SBクリエイティブ株式会社

〒106-0032　東京都港区六本木2-4-5

電話：03-5549-1201（営業部）

装　幀　長坂勇司（nagasaka design）

組　版　白石知美（システムタンク）

イラスト　栗生ゑゐこ

本文デザイン　二神さやか

編集協力　高橋淳二

編集担当　坂口惣一

印刷・製本　大日本印刷株式会社

落丁本、乱丁本は小社営業部にてお取り替えいたします。定価はカバーに記載されております。本書の内容に関するご質問等は、小社学芸書籍編集部まで必ず書面にてご連絡いただきますようお願いいたします。

本書は以下の書籍の同一内容、大活字版です
SB新書「やってはいけないウォーキング」

ISBN 978-4-7973-9650-8